SCHRIFTEN AUS DEM GESAMTGEBIET DER GEWERBEHYGIENE
HERAUSGEGEBEN VON DER DEUTSCHEN GESELLSCHAFT FÜR GEWERBEHYGIENE
IN FRANKFURT A. M., PLATZ DER REPUBLIK 49
NEUE FOLGE. HEFT 30

Das Gewerbeekzem

Pathogenese · Diagnose
Versicherungsrechtliche Stellung

Von

Dr. Rudolf L. Mayer

Privatdozent für Dermatologie
an der Universität Breslau

Mit 2 Abbildungen

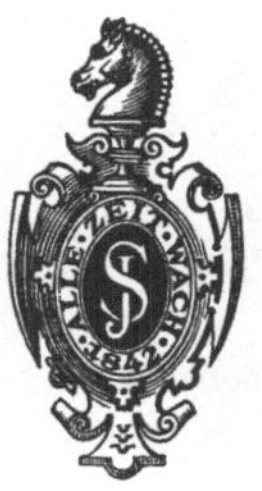

Springer-Verlag Berlin Heidelberg GmbH

Aus der Universitäts-Hautklinik Breslau.
Direktor: Geheimrat J. Jadassohn

ISBN 978-3-662-01939-9 ISBN 978-3-662-02234-4 (eBook)
DOI 10.1007/978-3-662-02234-4

Vorwort.

Bis vor wenigen Jahren war es nur aus therapeutischen Überlegungen notwendig, bei allen gewerblichen Ekzemen nach der auslösenden Ursache zu suchen. Heute muß auch auf Grund des Gesetzes über die Einbeziehung gewerblicher Krankheiten in die Unfallversicherung bei gewissen — in Zukunft vielleicht bei allen — Gewerbeekzemen geprüft werden, welcher Zusammenhang zwischen Erkrankung und Berufsarbeit besteht. Es gelingt bei keinem Ekzem, aus dem klinischen Bild eine solche Entscheidung zu treffen, vielmehr bedarf es hierzu bestimmter Untersuchungen. Den Arzt mit ihren Methoden, ihren Vorbedingungen und Leistungen vertraut zu machen, ist Aufgabe der vorliegenden Schrift.

Da die gewerblichen Ekzeme nur eine bestimmte, ätiologisch abgegrenzte Sondergruppe der Ekzeme darstellen, sind auch die hier beschriebenen diagnostischen Überlegungen nur ein Teil der bei den Ekzemen im allgemeinen üblichen. Aber selbst dieser Teil muß unvollständig sein, da jeder Tag neue Quellen gewerblicher Ekzeme erschließt.

Der untersuchende und begutachtende Arzt kann sich häufig keine Rechenschaft über alle Möglichkeiten geben, die im einzelnen Falle als Ekzemursache eine Rolle spielen. Ich habe daher aus den Ergebnissen zahlreicher eigener Betriebsuntersuchungen in verschiedensten Berufszweigen, den Erfahrungen der Klinik und aus der Literatur entsprechendes Material zusammengestellt, um auf diese Weise auch dem in dieser Materie weniger Bewanderten die Grundlagen für eine ätiologische Diagnose der verschiedenartigsten Gewerbeekzeme zu vermitteln.

Breslau, im Juli 1930.

R. L. Mayer.

Inhaltsverzeichnis.

Einleitung.

Durch die Verordnung des Reichsarbeitsministers über die Ausdehnung der Unfallversicherung auf Berufskrankheiten vom 11. Februar 1929 (zweite Verordnung), der Weiterführung derjenigen vom 12. Mai 1925 (erste Verordnung), sind gewisse gewerblich bedingte Erkrankungen den Unfällen in versicherungsrechtlicher Beziehung gleichgesetzt worden. Hieraus ergibt sich auf der einen Seite ein Anspruch der Versicherten auf gesetzliche Leistungen, auf der anderen Seite die Pflicht des Arztes zur Meldung der in die Verordnung einbezogenen Erkrankungen an das Versicherungsamt. Hiermit beginnt die Vorarbeit medizinischer und versicherungstechnischer Art zur Prüfung des einzelnen Falles.

Die ordnungsmäßige Meldung ist eine gesetzlich festgelegte Pflicht des Arztes (deren wissentliche Vernachlässigung mit einer Geldstrafe bis zu 1000 RM. geahndet werden kann), und eine moralische dem Erkrankten gegenüber; denn jede Unterlassung oder Verzögerung bedingt wirtschaftliche Verluste des Versicherten, der dann unter Umständen trotz bestehenden Rechtsanspruches der Wohlfahrtspflege zur Last fallen kann. Als Honorar für die Meldung erhält der Arzt 5 RM.

Zur sachgemäßen Durchführung der Verordnung ist es aber nicht allein erforderlich, daß jede unter die Verordnung fallende Gewerbeerkrankung angezeigt wird, sondern es muß auch vermieden werden, daß überflüssige, d. h. unrichtige Meldungen gemacht werden. Denn jede falsche Meldung belastet nicht nur die Unternehmer, die alleinigen Träger der Versicherung, unnötig, sondern sie verursacht auch unnötigen Arbeitsaufwand und Zeitverlust auf Kosten derjenigen, bei welchen die Meldung rechtmäßig erfolgt. Eine jede Meldung nämlich, ob berechtigt oder unberechtigt, erfordert die gleiche Bearbeitung bis zur Anerkennung bzw. Ablehnung.

Von jedem Arzt, der in seiner Praxis Gewerbekrankheiten zu behandeln und zu begutachten hat, muß infolgedessen die Kenntnis folgender drei Punkte verlangt werden:

1. Der Symptome und derjenigen allgemein-pathologischen Bedingungen, welche zu der meldepflichtigen Krankheit führen.

2. Der Methoden, durch welche der Zusammenhang der Erkrankung mit dem Beruf, d. h. einer bestimmten Berufsarbeit oder einer beruflich gebrauchten Substanz, erkannt werden kann.

3. Der gesetzlichen Bestimmungen, welche unter den Gewerbeerkrankungen nur gewisse herausgegriffen haben.

Unter den Berufskrankheiten werden nunmehr durch die zweite, jetzt in Kraft befindliche Verordnung auch eine gewisse Anzahl von Gewerbeekzemen erfaßt. Nicht alle, sondern ebenso wie bei den übrigen gewerblichen Erkrankungen nur in der Verordnung besonders bezeichnete.

Lange Zeit hat man gezögert, auch die Ekzeme den übrigen meldepflichtigen Erkrankungen gleichzusetzen. Die Tatsache, daß sich diese Art von Berufskrankheit in verschiedenster Hinsicht von den übrigen Gewerbekrankheiten unterscheidet, insbesondere in den Bedingungen ihres Zustandekommens, die in den meisten Fällen kaum vorhandene oder nur geringfügige Störung des Allgemeinbefindens und somit der Arbeitsfähigkeit, und die Annahme, daß bei den gewerblichen Ekzemen ein Zusammenhang mit der Berufsarbeit nur schwer oder fast gar nie mit hinreichender Sicherheit nachzuweisen sei, wurden zur Begründung angeführt.

Diese Befürchtungen haben sich größtenteils als unberechtigt erwiesen. Aber immer noch macht die Untersuchung und Begutachtung der Gewerbeekzeme namentlich dem Praktiker viele Schwierigkeiten. Ich glaube daher vielen Wünschen entgegenzukommen, wenn ich in Kürze und entsprechend den praktischen Bedürfnissen des Arztes, welcher die Untersuchung des Versicherten vorzunehmen und die Meldung zu erstatten hat, hier alles Wissenswerte zusammenfasse, was zur versicherungsrechtlichen Beurteilung der Gewerbeekzeme von Bedeutung ist.

Erster Teil.

Definition, Bild und Pathogenese.

Behandlung und Prophylaxe.

Es ist zur Zeit nicht möglich, eine Definition des Ekzems und damit des Gewerbeekzems zu geben, die in scharfer Fassung eindeutig Bild und Pathogenese umschreibt. Am nächsten käme folgende Formulierung:

Das Ekzem ist eine entzündliche Dermatose, die einhergeht mit Rötung, Schwellung, Bläschenbildung, Nässen und Schuppung und histologisch durch Entzündung, Spongiose, intraepidermidale Bläschenbildung und Akanthose charakterisiert ist. Dabei müssen allerdings auch die abortiv verlaufenden und deswegen nicht alle Krankheitsäußerungen aufweisenden Formen in die Ekzeme eingerechnet werden.

Es wird hervorgerufen durch **unbelebte** Stoffe, die von außen oder von innen auf die Haut einwirken, nicht aber durch solche Substanzen, die durch organisierte Krankheitserreger auf oder in der Haut oder auch sonst im Organismus erzeugt werden.

Kommt der an einem Ekzem Erkrankte mit der auslösenden Substanz ausschließlich oder vorzugsweise im Beruf in Berührung, so daß die Erkrankung durch die dem Erwerb dienende Betätigung ausgelöst wurde, so handelt es sich um ein **Gewerbeekzem.**

Zu dieser Definition ist zu bemerken, daß aus verschiedenen Gründen, deren Erörterung hier zu weit führen würde, alle durch lebende Mikroorganismen oder deren Toxine hervorgerufenen entzündlichen Dermatosen aus dem Ekzembegriff herausgenommen werden, obwohl die klinischen und histologischen Erscheinungen vielfach die gleichen sind wie bei den durch „chemische, unbelebte Stoffe“ (im Gegensatz zu den Produkten auf oder im Organismus lebender Mikroorganismen) bedingten Ekzemen. Gerade bei den Gewerbeekzemen, die ja wohl ausnahmslos durch „chemische Stoffe“ hervorgerufen werden, ist der praktische Wert einer solchen Abtrennung deutlich zu erkennen.

Die Gewerbeekzeme bilden ebensowenig wie alle übrigen Gewerbekrankheiten eine ätiologisch abgrenzbare und von den Ekzemen im allgemeinen abzutrennende Krankheitseinheit. Das besondere bei ihnen ist vielmehr nur der unmittelbare Zusammenhang mit der Berufsarbeit. Infolgedessen muß jede Besprechung von Bild, Verlauf, Entstehung,

d. h. Pathogenese und Diagnose des Gewerbeekzems immer wieder zurückgreifen auf die des Ekzems überhaupt.

Das klinische Bild des Gewerbeekzems ist von überraschender Mannigfaltigkeit. Das verschiedenartige Aussehen, die Unterschiede im Verlauf, der Ausbreitung usw. werden bedingt durch das Zusammenwirken mehrerer Faktoren. Zunächst spielt eine erhebliche Rolle die bei den einzelnen Menschen ganz verschiedene Reaktionsart der Haut. Bei den einen kommt es jeweils mehr zu einer besonderen Mitbeteiligung der hornbildenden Zellen, so daß bei ihnen das Ekzem mehr oder weniger starke hyperkeratotische Formen annimmt, bei den anderen hingegen steht die Neigung zur Infiltration im Vordergrund. Des weiteren wird das klinische Bild beeinflußt durch den Grad der bestehenden Reaktionsfähigkeit der Haut. Starke einmalige Reize bei hoher Reaktionsfähigkeit führen zu akuten, hingegen oftmalige schwache Reize, namentlich bei geringeren Graden von Hautempfindlichkeit, zu chronischen Ekzemen. Andererseits entstehen, wenn gleichzeitig der epidermidale und der bindegewebig-vaskuläre Apparat betroffen ist, urtikarielle Ekzeme. Außerdem kommt zu den erwähnten Vorbedingungen hinzu der Einfluß der Einwirkungsart der schädlichen Substanz und schließlich die Eigenart des schädlichen Stoffes selbst, seine besonderen chemischen und physikalischen Eigenschaften. Neben diesen gewissermaßen primären Komponenten aber wird das klinische Bild durch sekundäre Begleiterscheinungen, wie gleichzeitige Hitzeeinwirkung, Feuchtigkeit, Inanspruchnahme der erkrankten Körperteile, Infektionen u. a. m. in hohem Maße beeinflußt. Alle angeführten Faktoren können sich in der verschiedensten Weise kombinieren, indem bald der eine, bald der andere vorherrschend ist.

So sehen wir nach ein und derselben ekzematogenen Substanz in einem Falle nur ein geringes Erythem, das nach kurzer Zeit unter leichter Schuppung abheilt, im anderen eine akute, kleinblasige Dermatitis, die schnell in sehr starkes Nässen übergehen kann, in wieder anderen große, prall gefüllte Blasen, wie sie bei der Verbrennung auftreten, oder auch papulöse Ekzeme. Die chronischen Formen können bald nur eine ganz geringfügige, bald aber ausgedehnteste großlamellöse Schuppung aufweisen. Dazu kommen hyperkeratotische Prozesse, namentlich bei Lokalisationen, in denen auch die normale Hornbildung besonders stark ist. Namentlich an den Beugestellen der Gelenke können sich dann tiefe, schmerzhafte Rhagaden entwickeln und sehr lange bestehen bleiben. Die Infiltration der chronischen Ekzeme kann sowohl in ihrer Intensität als auch in der Schnelligkeit ihrer Entstehung wechseln. Durch Infektion mit Staphylo- und Streptokokken, mit Diphtheriebazillen u. a. kommt es zu den sogenannten infizierten Ekzemen, wobei im klinischen Bilde die Sekundärinfektion mehr oder weniger in den Vordergrund treten kann. Alle diese eben aufgeführten Bilder können sich nun — ebenso wie wir es für die disponierenden Faktoren besprochen haben — in der verschiedenartigsten Weise vermischen, teils von vornherein, teils erst allmählich durch Bedingungen, die in vielen Fällen in der besonderen Lokalisation der Einzelherde und in funktionellen und anatomischen Differenzen der einzelnen befallenen Körpergegenden liegen; vielfach treten auch lokale Recidive immer wieder hinzu.

Von wesentlicher Bedeutung für das klinische Bild ist der Sitz der Erkrankung. Die Lieblingslokalisation der Gewerbeekzeme ist zweiffellos die an den Händen und an den Unterarmen. Das ist verständlich, denn diese Gegenden sind am meisten den Noxen ausgesetzt. Aber sie sind nicht die einzigen häufig betroffenen Stellen. Fast ebenso oft ist auch das Gesicht befallen, nicht selten auch die Geschlechtsteile; hierhin wird die schädliche Substanz mit den Händen verschleppt, wenn sie in festem oder flüssigem Zustand verarbeitet wird, vielfach ist sogar das Gesicht die Hauptlokalisation (gasförmige Substanzen, leichtere Reizbarkeit der dünnen Gesichtshaut). Aber auch Rumpf und untere Gliedmaßen bleiben oft nicht verschont; entweder kommen die auslösenden Substanzen auch an diese Gegenden durch die Hände beim An- und Ausziehen oder sie wirken auch direkt durch die Kleider hindurch. Manchmal aber werden sie vielleicht an den Stellen, an welchen sie am stärksten einwirken, durch die Haut aufgesaugt und auf dem Blutwege an andere Körperstellen weitergeleitet.

Das Jucken ist bei akuten Ekzemen, namentlich im Beginn, wenn es zur Ausbildung der intraepidermidalen Bläschen kommt, meist sehr stark, bei den chronischen Ekzemen hingegen durchaus nicht immer vorhanden. Es gibt Ekzeme, die absolut keine derartigen Empfindungen auslösen, wenn bei ihnen aber Juckreiz vorhanden ist, dann hat er nicht den für den noch später zu besprechenden Lichen Vidal typischen „paroxysmalen" Charakter. Chronische Ekzeme sind hingegen oft sehr schmerzhaft, besonders dann, wenn Einrisse in den infiltrierten Herden bestehen oder der Erkrankte mit Wasser, Seife oder gar stärker differenten Substanzen in Berührung kommen muß.

Immer wieder waren im Laufe der Zeit Bestrebungen vorhanden, akute Ekzeme mit nachweisbarer äußerer Ursache als artefizielle Dermatitiden, als Dermatitis venenata, arteficialis usf. aus der Ekzemgruppe herauszunehmen, und auch heute wird von mancher Seite eine solche Trennung empfohlen. Wir glauben, auf Grund der vielfältigen Untersuchungen von Jadassohn und Bloch und ihren Schülern, daß eine solche Trennung auf Grund der Pathogenese nicht berechtigt und auch aus praktischen Gesichtspunkten nicht erforderlich ist. Denn beide Erscheinungsformen können ohne scharfe Grenze ineinander übergehen und miteinander bei dem gleichen Patienten abwechseln, auch dann, wenn sie durch die gleiche Noxe ausgelöst sind. Außerdem sehen wir immer wieder, wie schon früher erwähnt, daß bei starker Empfindlichkeit schon eine einmalige und geringfügige Berührung mit der (bekannten) schädlichen Substanz zu akuten Erscheinungen, also einer „Dermatitis arteficialis", führt, während geringgradige häufige Einwirkungen, namentlich bei schwacher Reaktionsfähigkeit, chronische „ekzematöse" Prozesse veranlassen.

Als Argument für die Richtigkeit einer Abgrenzung der Dermatitis arteficialis von den Ekzemen wird vor allem auch die häufige Beobachtung angeführt, daß gar nicht selten eine durch eine bestimmte Noxe ausgelöste Hautentzündung in ein solches chronisches Ekzem übergeht, das auch nach Ausschaltung der Noxe nicht abheilt. Hier sei eine andere Krankheit entstanden, nämlich aus der artefiziellen Dermatitis, die nicht zu den Ekzemen zu rechnen sei, ein „echtes Ekzem" („Ekzematose"), bei welchem nunmehr äußere Ursachen keine Rolle spielen sollen. Aber auch dieses Argument scheint nicht stichhaltig; denn mit den verstärkten Bemühungen, die exogenen Noxen als Ekzemursachen zu eruieren, können vielfach, wie wir später sehen werden, äußere Schädlichkeiten auch als Ursache des Weiterbestehens festgestellt werden. Ganz allgemein aber steht außer Zweifel, daß sich die Zahl der nicht aufklärbaren „idiopathischen" Ekzeme immer mehr verringert, je intensiver man (in der im zweiten Teil zu besprechenden Weise) nach den exogenen Noxen fahndet. Das gilt sowohl für die gewerblich als auch außergewerblich bedingten Ekzeme. Immer aber bleibt eine gewisse Zahl von Fällen übrig (und zwar ist die Zahl abhängig vom „Spürsinn" des Untersuchers), bei der es trotz eifrigsten Nachforschens nicht möglich ist, die auslösende Substanz zu entdecken. Diese (zunächst noch ?) nicht aufklärbaren Ekzeme werden von verschiedenen Seiten von denjenigen mit erkennbarer Ursache abgetrennt, weil entweder wegen der vergeblichen Bemühungen oder aus persönlicher Anschauung heraus angenommen wird, daß bei ihnen eine äußere Ursache keine Rolle spiele. Aber eine solche Trennung der Ekzeme in exogen und rein endogen, „diathetisch" bedingte kann nicht durchgeführt werden, zum mindesten haben wir noch keine hinreichenden Beweise für die Berechtigung eines derartigen Vorgehens. Man hat die Ansicht geäußert, daß das „idiopathische Ekzem" auf dem Boden einer besonderen Ekzemkonstitution oder durch toxische Stoffwechselprodukte entstehe. Aber es ist trotz vielfacher Bemühungen noch nicht gelungen, bei Ekzematikern anormale Stoffwechselprodukte nachzuweisen, die ihrerseits die Erkrankung auslösen könnten; auf der anderen Seite können die häufigeren Ekzeme bei konstitutionellen Erkrankungen wie Gicht, Diabetes, Anämie usw. dadurch zustande kommen, daß durch diese Grundkrankheiten die Haut in einen abnormen Reizzustand versetzt wird, und so eine große Zahl exogener Reize bei dem Gichtiker, Diabetiker, Anämiker ekzematogen wirkt, die unter normalen Gesundheitsverhältnissen von der Haut reaktionslos vertragen werden (ganz abgesehen davon, daß sich z. B. sehr viele „Diabetikerekzeme" als Mykosen entpuppt haben). Dieser unspezifische erhöhte Reizzustand der Haut kann aber auch entstehen, ohne daß gleichzeitig wie bei den eben erwähnten Fällen eine erkennbare innere Erkrankung vorhanden ist. Er wäre dann gewissermaßen eine oder auch die einzige Manifestation einer allgemeineren Störung (Lymphatismus, Arthritismus, Status exsudativus), einer „Diathese", bei der aber das Ekzem ebenfalls erst durch exogene, zum Teil banale und ubiquitäre Noxen ausgelöst wird. Dabei ist es prinzipiell gleichgültig, ob diese Noxe aus der Umwelt kommt oder vom Organismus selbst erzeugt wird; gewisse Urine können bei abnormem Reizzustand der Säuglingshaut intertriginöse Ekzeme auslösen (Rosenbund und Meyerstein), und auch die entsprechenden Dermatosen beim Fluor sind wohl zum Teil auf diese Weise zu erklären.

Bei den Gewerbeekzemen fallen solche Überlegungen definitionsgemäß weg, denn hier handelt es sich immer um die Einwirkung (und zwar meist von außen) exogener Substanzen.

Dagegen hat man seit langem allgemein von den Ekzemen eine Gruppe entzündlicher Dermatosen abgetrennt, deren klinisches und histologisches Bild, deren Verlauf und, wie es schien, deren Pathogenese auf eine Sonderstellung hinwies: den Lichen Vidal circumscriptus (Neurodermitis chronica circumscripta) und den Lichen Vidal disseminatus (Prurigo Besnier, spätexsudatives Ekzematoid Rost).

Für diese Erkrankungsformen ist typisch die eigenartige Lokalisation: Ganz besonders häufig und stark sind die Ellenbeugen und Kniekehlen — oft nur diese — befallen, die hintere Haargrenze, die Hautpartien um den Mund, Unterschenkel, Scrotum u. a. Die Elemente dieser Dermatosen sind gruppierte oder disseminierte Papeln von fester Konsistenz und blasser bzw. bläulichroter Farbe; weiter gehören hinzu schneller Übergang der Einzeleffloreszenzen in herdförmig angeordnete, oft äußerst derbe Infiltrationen der Haut, die sogenannte Lichenifikation, dann häufig auftretende Pigmentierung und Depigmentierung namentlich bei und nach Abheilung der Herde und schließlich die relativ oft beobachtete Kombination des Lichen Vidal disseminatus mit Asthma. Dabei wechseln zuweilen zirkumskripte und disseminierte Form des Lichen Vidal miteinander ab oder können nebeneinander bestehen. Eines der charakteristischsten Merkmale aber ist das anfallsweise auftretende sogenannte paroxysmale Jucken, das sich meist abends und nachts zu oft unerträglicher Intensität steigert und dann zu wahren Kratzorgien Veranlassung gibt. Im Gegensatz dazu ist, wie wir sahen, das Jucken beim chronischen Ekzem, wenn überhaupt vorhanden, als geringfügig zu bezeichnen.

Im histologischen Bilde unterscheiden sich diese Formen vom Ekzem vor allem durch das fast völlige Fehlen der intraepidermidalen Bläschenbildung, ein Befund, der sehr gut mit dem klinischen Bilde in Einklang steht.

Die Pathogenese dieser Krankheitsformen ist, obwohl das klinische und auch das histologische Bild verhältnismäßig gut abgegrenzt werden können, noch sehr wenig geklärt. Am verbreitetsten ist wohl die Anschauung, daß sie durch giftig wirkende Substanzen verschiedenster Art veranlaßt seien, die von innen her wirken, vielleicht auf dem Umwege über das Nervensystem; vielfach wird auch die Ansicht vertreten, daß der für dieses Leiden charakteristische paroxysmal auftretende Juckreiz das Primäre sei, und die oben beschriebenen Hauterscheinungen dann sekundär durch das meist starke Kratzen oder durch das Reiben der Kleider entstünden. Auf der anderen Seite besteht die Annahme, der

Lichen Vidal sei nur eine „Reaktionsart" der Haut im Sinne Brocqs wie die Ekzeme auch, und zwar ebenso wie die letzteren als Folge einer Hautüberempfindlichkeit gegen gewisse Substanzen. Es ist zu bemerken, daß man äußere Ursachen als auslösende Momente beim Lichen Vidal viel seltener hat finden können als bei den Ekzemen.

Ich bin auf diese Frage deshalb näher eingegangen, weil ich zeigen konnte, daß es eine Anzahl gewerblicher Dermatosen gibt, die zweifelsfrei auf eine von außen kommende Schädlichkeit — in meinen Fällen handelte es sich um Ursol — zurückzuführen sind, und welche sich als Lichen Vidal disseminatus äußern, mit und ohne die Kombination mit Asthma. Ich habe auf Grund dieser Befunde die Ansicht geäußert, daß es sich hier am ehesten um Gewerbedermatosen in Form eines Lichen Vidals handele, die wie die übrigen Gewerbeekzeme durch eine exogene Noxe ausgelöst sind, aber in ihrem klinischen Bilde auf Grund einer besonderen konstitutionellen Bedingung von ihnen abweichen. Diese Annahme hat in allerletzter Zeit eine weitere Stütze dadurch erhalten, daß Babalian bei einer Reihe von Lichen Vidal-Fällen, die sich an der Nacken-Haargrenze bei Frauen fanden, durch Ekzemreizproben ursolgefärbte Pelze als Ursache aufdecken konnte.

Aus dieser Betrachtung ergibt sich für die Diagnose der gewerblichen Dermatosen die praktisch wichtige Folgerung, daß sowohl bei akuten wie chronischen Ekzemen als auch bei den verschiedenen Formen des Lichen Vidal unter allen Umständen nach äußeren Ursachen gefahndet werden muß ohne Rücksicht darauf, ob und welche konstitutionellen Faktoren die Besonderheit des Krankheitsbildes bestimmen.

Alle Fragen der Klinik, des Verlaufes und der Histologie habe ich nur kurz gestreift. Daraus soll aber nicht der Eindruck entstehen, als wollte ich ihnen nur eine untergeordnete Bedeutung beimessen. Im Gegenteil. Die genaue Kenntnis der Klinik der Ekzeme, der differentialdiagnostischen Methoden (Pilzpräparate, Bakterienfärbungen, Kulturen, Trichophytinreaktionen usw.) und Erwägungen ist unbedingt erforderlich. Es gibt nämlich sehr viele Fälle, in denen die Entscheidung, ob es sich wirklich um ein Ekzem handelt, ganz besonders schwer ist, namentlich darum, weil gewisse Dermatosen unter Bildern verlaufen können, deren Abgrenzung vom Ekzem keineswegs immer gelingt. Das ist zum Beispiel bei manchen durch Pilze, Bakterien und tierische Parasiten hervorgerufenen Hauterkrankungen der Fall. Alle diese Dermatosen haben nämlich, wie aus der eingangs gegebenen Definition hervorgeht, viele Autoren aus der Gruppe der Ekzeme herausgenommen und auch diejenigen unter dem klinischen Bilde eines Ekzems verlaufenden Erkrankungen abgetrennt, welche etwa durch die Toxine von Bakterien hervorgerufen werden, die sich in der Haut angesiedelt haben.

Differentialdiagnostische Schwierigkeiten machen daher in gar nicht seltenen Fällen Erkrankungen, welche mit Pilzinfektionen in ursächlichem Zusammenhange stehen. Bei gewissen Mykosen (interdigitale Mykosen an den Füßen) findet man zuweilen ausgedehnte Hauterscheinungen an den Händen und Armen (neben pruriginösen Analekzemen), die einem Ekzem in vieler Hinsicht gleichen, und die erst verschwinden, wenn der gleichzeitig bestehende Primärherd zwischen den Zehen zur Abheilung kommt. Charakteristisch für diese erst jüngst von W. Jadassohn und Peck beschriebenen „Mykide“ ist das völlige Fehlen von mikroskopisch und kulturell nachweisbaren Pilzen in den Hauterscheinungen der Hände.

Abgesehen davon, daß gelegentlich auch eine eigentliche Trichophytie wie ein Ekzem aussieht, können auch „dyshidrotische Ekzeme“, welche durch unmittelbare Einwirkung verschiedener Pilzarten hervorgerufen werden, zu Verwechslungen Veranlassung geben. Bei ihnen gelingt häufig der mikroskopische Pilznachweis und oft führt schon das klinische Bild auf die richtige Fährte: man sieht vor allem gruppiert stehende Bläschen, die vom Rand der Affektion fortschreiten. Besonders hartnäckig sind die in den Handflächen auftretenden Herde, bei denen sich aber im Gegensatz zu den meist hyperkeratotischen chronischen Ekzemen dieser Gegend in der Mehrzahl der Fälle ebenfalls mehr oder weniger dicht stehende, tief unter der Hornschicht liegende Bläschen finden.

Die Abgrenzung der durch Bakterien hervorgerufenen Dermatosen macht deshalb besondere Schwierigkeiten, weil auch das echte Ekzem nicht selten durch Ansiedlung von Bakterien „impetiginisiert“ wie umgekehrt die durch Bakterien primär hervorgerufenen Dermatosen, die Impetigo vulgaris staphylogenes und streptogenes, „ekzematisiert“ werden. Es entstehen auf diese Weise gelegentlich aus zwei ätiologisch verschiedenen Krankheiten gleiche klinische Bilder, deren Einordnung ohne Beobachtung des Verlaufs oft kaum möglich ist.

Das gleiche gilt für die Hautdiphtherie. Auch hier wird durch die Diphtheriebazillen eine Dermatose erzeugt, die in ihrem klinischen Bilde durchaus einem impetiginisierten nässenden Ekzem gleicht, die sich aber durch die bei den gewöhnlichen impetiginisierten Ekzemen üblichen therapeutischen Maßnahmen nicht beeinflussen läßt.

Die Differentialdiagnose zwischen einem Gewerbeekzem und einem seborrhoischen Ekzem kann namentlich dann recht schwer sein, wenn es sich um atypische Formen des letzteren handelt, und wenn die Lieblingslokalisationen der Seborrhoe, die vordere und hintere Schweißrinne, nicht mitbefallen sind. Zuweilen findet man aber neben entzündlichen Hauterscheinungen eine Seborrhoe des behaarten Kopfes oder der ganze Zustand der Haut (mehr oder weniger fettige Hautoberfläche namentlich an der Brust und zwischen den Schulterblättern) weist auf die besondere Natur der Dermatose hin.

Auch eine Psoriasis der Handteller, zuweilen die einzige Manifestation dieser Krankheit, ist gelegentlich zunächst nicht von einem chronischen, tylotischen Ekzem zu unterscheiden. Manchmal weisen gleichzeitig bestehende Tüpfelungen und andere Veränderungen der Fingernägel auf eine Psoriasis hin. Aber auch diese sind kein sicheres Zeichen, zumal gerade beim Ekzem mannigfache Mitbeteiligung der

Nägel (trophische Störung in Form von Furchen- und Rillenbildung, Dyskeratosen) beobachtet wird.

Das sind wohl die hauptsächlich in Betracht kommenden Erkrankungen, welche mit einem gewerblich bedingten Ekzem verwechselt werden können. Natürlich gibt es noch eine ganze Reihe anderer Hautkrankheiten, die unter besonderen, wohl konstitutionell bedingten Umständen entweder ein ekzemähnliches klinisches Bild annehmen können oder aber sich entweder spontan oder bei nicht sachgemäßer Therapie sekundär ekzematisieren können: die menschliche und die Tierskabies, der Favus der Körperhaut, Frühstadien der Mycosis fungoides, vor allem auch Tuberkulose und namentlich Lues. Über die Stellung des Lichen Vidal haben wir früher gesprochen, zu erwähnen wären noch die pathogenetisch in die gleiche Gruppe gehörigen, jetzt bei uns wenigstens selten gewordene Prurigo Hebrae.

Bei Betriebsuntersuchungen habe ich immer wieder gefunden, daß vielfach die Diagnose „Gewerbeekzem" zu Unrecht gestellt wird, weil die differentialdiagnostischen Möglichkeiten nur selten erschöpft werden. So sah ich Mykosen unter der Diagnose Quecksilberekzem, ebenso Fälle von Psoriasis, Akne des Gesichts u. a. m. Es würde aber den Rahmen dieser Abhandlung überschreiten, eine erschöpfende Wiedergabe von Krankheitsbild und -verlauf des Ekzems zu bringen, und ich verweise daher auf die neueren Lehrbücher der Dermatologie.

Ich möchte aber nicht darauf verzichten, etwas näher auf die Pathogenese des Gewerbeekzems einzugehen. Das Eindringen in diese Probleme ermöglicht es erst, alle die Hilfsmittel zu gebrauchen, welche die ätiologische Diagnose erfordert.

So langweilig, was der Praktiker vielfach beklagt, die Ekzemfrage in therapeutischer Hinsicht ist, wohl deshalb, weil sich die ganze Tätigkeit des Arztes gemeinhin auf Prophylaxe und symptomatische Behandlung beschränken muß, so interessant ist die Beschäftigung mit den biologischen Grundlagen des Ekzems.

Mit ihrer Besprechung gelangen wir in das Gebiet der Idiosynkrasien, jener Gruppe von Lebensvorgängen, die trotz gleicher äußerer Bedingungen bis vor kurzem von dem der Pharmakologie völlig abgetrennt werden mußte. Denn obgleich es sich sowohl bei der Pharmakologie als auch bei der Lehre von der Idiosynkrasie um die Einwirkung körperfremder Substanzen auf den Organismus handelt, war eine Verbindung zwischen beiden solange nicht zu erkennen, wie bei den Idiosynkrasien nur in gewissen wenigen Fällen die für diese Reaktionsform typischen Erscheinungen experimentell erzeugt werden konnten; für das pharmakologische Experiment hingegen ist es ja charakteristisch, daß alle Individuen auf bestimmte Eingriffe gleichartig reagieren, und daß etwaige Unterschiede durch eine Dysfunktion der zugrunde liegenden normalen physiologischen Mechanismen bedingt sind. Eine Brücke ist aber in dem Augenblick geschlagen worden, als es Bloch gelang, in 100% eine Idiosynkrasie gegen die wirksame Substanz der Primelpflanze zu erzeugen und er damit zeigte, daß jedes Individuum idiosynkrasisch, zum mindesten gegen Primeln, gemacht werden kann, ebenso wie es gelingt, mit der geeigneten Dosis eines Giftes alle untersuchten Tiere zu vergiften.

Die Ekzeme gehören neben den verschiedensten medikamentösen Hautreaktionen, sowie der Urticaria und dem Quinckeschen Ödem zu der großen Gruppe der Toxikodermien, d. h. Hauterkrankungen, welche sich unter gewissen, im folgenden näher zu beschreibenden Umständen bei der Einwirkung unbelebter Stoffe einstellen.

Wie aus vielen Beobachtungen hervorgeht, können die ursächlichen Substanzen auf verschiedenen Wegen in die Haut gelangen: bei den gewerblichen Ekzemen in der Regel von außen, bei vielen medikamentösen Toxikodermien von innen her auf der Blutbahn. Zwischen dem Wege von innen und dem von außen besteht aber kein prinzipieller Unterschied; von Bedeutung ist allein die Konzentration, in welcher das schädliche Agens — vorausgesetzt, daß es nicht im Organismus unwirksam gemacht wird — zu den reagierenden Zellen der Epidermis gelangt. Diese Konzentration ist natürlich in der Regel eine viel höhere, wenn die Substanz von außen einwirkt (Gewerbeekzeme).

Ist die Noxe, gleichviel auf welchem Wege, an die Epidermiszellen gelangt, dann bestehen verschiedene Wirkungsmöglichkeiten. Zunächst kann sie als solche, d. h. unverändert wirken, wenn die Reaktionsfähigkeit der Haut gegen das ganze Molekül eingestellt ist. Gelegentlich aber werden die Hautzellen nur durch einen bestimmten Teil, d. h. eine chemische Gruppe des zugeführten Moleküls, so durch die Methingruppe des Jodoforms oder die Aminogruppe eines aromatischen Amins zur Reaktion gebracht. Es kann auch vorkommen, daß die eigentliche schädliche Substanz erst innerhalb des Organismus entsteht im Verlauf der zwangsmäßig erfolgenden Veränderungen, denen jeder in den Körper eingedrungene Stoff unterliegt. Dies entspricht der „Selbstgiftung" des Organismus im pharmakologischen Sinne (Giftwirkung des Kaliumchlorats, Anilin, Colchicin usf.). Ob nun im speziellen zu begutachtenden Ekzemfall die ganze Substanz, ein bestimmter Baustein oder ein im Organismus gebildetes Umwandlungsprodukt als eigentliche Ursache in Betracht kommt, muß sich aus besonders anzustellenden Untersuchungen ergeben. Für die praktischen Bedürfnisse des untersuchenden Arztes ist diese Frage von geringerer Bedeutung; wohl aber hat sie deshalb großes allgemeines Interesse, weil derartige Untersuchungen es ermöglichen, gewisse auf den ersten Blick verschiedenartige Noxen nach ihrer Wirkungsweise in Gruppen zusammenzufassen und auf diese Weise die prophylaktischen Maßnahmen zu unterstützen.

Wie jede Erkrankung, so ist auch das Ekzem das Produkt von einwirkender Noxe und reagierendem Organismus, in unserem Falle der Haut. Beide Komponenten haben ihre besondere Rolle: Es kommt nur dann zum Ekzem, wenn die auf die Haut wirkende Substanz ekzematogene Eigenschaften und die Haut eine spezielle, gegen die Substanz gerichtete Reaktionsfähigkeit besitzt. Diese letztere äußert sich bei den Gewerbeekzemen in der Regel als Überempfindlichkeit.

Bei der nun folgenden Betrachtung dieser beiden Grundlagen werden wir, soweit es möglich ist, die Reaktionsfähigkeit und die auslösenden Substanzen gesondert abhandeln.

Wenn in irgendeinem Betriebe eine gewisse Anzahl von Personen mit der gleichen ekzematogenen Substanz unter gleichen Bedingungen arbeitet, dann erkrankt immer nur ein gewisser Teil, und die Zeit, welche bis zum Auftreten der ersten Krankheitserscheinungen verstreicht, ist bei den einzelnen Individuen verschieden. Offensichtlich sind diese Differenzen in Unterschieden im Verhalten des Organismus bedingt.

Auf der einen Seite gibt es Menschen, welche sehr schnell, sehr oft und sehr stark ekzematös erkranken, wenn sie mit einer bestimmten Noxe (oder mehreren) in Berührung kommen, während ein Ekzem bei anderen trotz gleicher Beschäftigung überhaupt nie, bei wieder anderen nicht so leicht, d. h. viel später oder in geringeren Graden zustande kommt.

Man hat vielfach nach Erklärungen für diese verschiedene Widerstandsfähigkeit gesucht und dabei bestimmten konstitutionellen Bedingungen eine besondere Bedeutung für die Ekzemempfänglichkeit zugeschrieben. So wird fast allgemein die Ansicht geäußert, daß hellfarbige, blonde und namentlich rothaarige Individuen leichter und öfter erkranken als dunkelhäutige und dunkelhaarige, kräftige Personen seltener als asthenische, und daß reichlicher Alkohol- und Nikotinabusus auch für Ekzeme besonders disponiere. Darüber ist aber gar nichts Sicheres bekannt, und der Eindruck kann nicht als Erörterungsbasis dienen, solange er nicht durch Zahlen belegt ist. Man sieht immer wieder in einem Betriebe Ekzeme unterschiedslos bei schwarzen und blonden, starken und schwachen Individuen auftreten, und auch die Intensität der Erscheinungen ist nicht nachweisbar abhängig von solchen konstitutionellen Unterschieden.

Auch der Einfluß des Geschlechts ist keineswegs bewiesen, wiewohl häufig angeführt wird, daß Frauen öfter erkranken als Männer. Gerade beim gewerblich bedingten Ekzem ist aber eine statistische Untersuchung dieser Frage besonders schwierig. Nicht nur die Substanz als solche spielt eine erhebliche Rolle beim Zustandekommen eines Ekzems, sondern vor allem auch die Konzentration sowie die Art und die Dauer der Einwirkung. Wenn nun in einem bestimmten Gewerbe Männer und Frauen mit dem gleichen Stoff zu tun haben, dann geschieht das dennoch in fast allen Fällen unter verschiedenen Bedingungen. Die den Männern zukommende Arbeit verlangt meist einen ganz andersartigen Kontakt mit den verschiedenen Substanzen als die der Frauen, die Verrichtungen sind infolgedessen andere und daher die Exposition verschieden.

Als Beispiel möchte ich nur das Krankheitsverhältnis in der Leipziger Pelzbranche anführen. Unter 120 Ekzematikern, die Förster und ich in solchen Betrieben erfaßt haben, waren 81 Frauen und 39 Männer.

Da 59% der 1650 untersuchten Personen der Branche Frauen und 41% Männer waren, könnte man schließen, daß etwa doppelt soviele Frauen erkranken als Männer. Nun ist aber erfahrungsgemäß die Arbeit, welche in der Pelzbranche am häufigsten und am leichtesten zu Ekzemen führt, das Färben der Felle mit den frischen, das schädliche Chinondiimin enthaltenden Farblösungen. Die Verteilung dieser Arbeit unter die beiden Geschlechter ist folgende: Mit den frischen Farblösungen kommen ebenfalls etwas mehr als doppelt soviel Frauen (41) wie Männer (18) in Berührung, und mit dem Färben selbst sind alle 41 Frauen, aber nur 10 Männer beschäftigt. Hieraus erkennt man, daß die absolute höhere Morbidität bei den Frauen wenigstens in der ursolverarbeitenden Pelzbranche nicht auf eine höhere Ekzembereitschaft des weiblichen Geschlechts, sondern auf die besonders leicht zu Ekzemen führende Beschäftigungsweise der Frauen zurückzuführen ist. Wie die Verhältnisse in anderen Berufszweigen liegen, müßte erst speziell festgestellt werden; zur Zeit gibt es außer unseren angeführten Untersuchungen in der Pelzbranche keine zahlenmäßigen Unterlagen. Aber mehr als ein bloßer Eindruck ist, glaube ich, doch dies: Solche Personen, welche schon in der Jugend, namentlich als Säuglinge und kleine Kinder (exsudative) oder nach der Pubertät an Ekzemen gelitten haben, sind in höherem Maße auch zu Gewerbeekzemen (nicht nur zu Lichen Vidal) disponiert als die anderen. Auch diejenigen, welche in irgendeinem Beruf durch eine bestimmte Substanz schon einmal ekzematös erkrankt waren, scheinen leichter auch zu einem neuen Ekzem zu neigen, bei dem dann auch andere Ursachen als die ursprünglichen in Betracht kommen können.

Sehr deutlich erkennen wir die Unterschiede im Verhalten der einzelnen Menschen ekzematogenen Noxen gegenüber, wenn wir die Anamnese einer größeren Zahl von Gewerbeekzematikern aufnehmen; wir erfahren dann, daß die meisten viele Wochen und Monate, ja zuweilen Jahre hindurch ungestört mit einer Substanz arbeiten konnten, bis sich eines Tages, oft plötzlich wie aus heiterem Himmel, ein akutes oder statt dessen allmählich ein chronisches Ekzem eingestellt habe. Bei einigen (wenigen!) aber ist, wie sich zeigt, schon beim allerersten Kontakt mit einer an sich nicht reizenden Substanz nach wenigen Stunden oder in der Nacht sehr schnell eine akute Hautentzündung aufgetreten.

Wenn wir diese Patienten dann prüfen, so erweisen sie sich als überempfindlich gegen die auslösende Substanz. Offensichtlich aber ist bei den letzteren Patienten die Überempfindlichkeit nicht erst im Laufe der Beschäftigung mit der schädlichen Substanz entstanden, sondern sie war bereits schon vor dem ersten Kontakt vorhanden. In einem Teil dieser Fälle handelt es sich um eine angeborene Überempfindlichkeit, wie wir sie gelegentlich ähnlich als angeborenen Zustand bei Säuglingen sehen, bei denen dann namentlich gewisse Speisen, wie Milch, Erbsen, Käse, zum Teil ganz besonders schwere Reaktionen auslösen. Bei den Patienten hingegen, die anfangs den für sie später schädlichen Stoff vertragen haben, ist die Überempfindlichkeit der Haut erst durch die Beschäftigung mit der betreffenden Substanz entstanden, „geweckt“ worden. Den Vorgang, welcher innerhalb des Organismus zu der Überempfindlichkeit führt, nennt man die Sensibilisierung. Eine Überempfindlichkeit kann also angeboren (selten) und erworben (häufig) sein.

Früher hat man durchwegs die angeborenen Überempfindlichkeiten als „Idiosynkrasien“ von den durch Sensibilisierung erworbenen abgetrennt, und auch heute stehen noch manche Autoren auf diesem Standpunkt. Gegen die Berechtigung einer derartigen Trennung hat namentlich Doerr schwerwiegende Einwände erhoben, auf die ich aber hier nicht näher eingehen kann. Jedenfalls wird bei uns in Deutschland diese Trennung im allgemeinen nicht gemacht, denn augenscheinlich sind keine prinzipiellen Differenzen in den Äußerungen einer angeborenen und einer erworbenen Überempfindlichkeit vorhanden. Aus diesem Grunde gebrauchen wir hier die Worte „Überempfindlichkeit“ und „Idiosynkrasie“ als gleichbedeutende Begriffe. Auf die Diskussion über die Berechtigung des eingebürgerten Begriffes „Überempfindlichkeit“ möchte ich an dieser Stelle nicht eingehen.

Von den angeborenen Idiosynkrasien ist hier nur wenig zu sagen. Soweit sie sich als Ekzeme äußern, unterscheiden sie sich in keiner Weise von den erworbenen, vielleicht verlaufen sie — wenigstens nach meinem Eindruck — oft unter ganz besonders stürmischen Erscheinungen; denn die Überempfindlichkeit ist hier oft besonders stark, so daß schon die geringsten Spuren einer Substanz, gegen welche die Überempfindlichkeit eingestellt ist, unverhältnismäßig kräftige Reaktionen auslösen.

Bei den erworbenen Idiosynkrasien — zu ihnen gehören die Gewerbeekzeme in ihrer überwiegenden Mehrzahl — begegnen wir einer Fülle von Besonderheiten. Denn sie sind es vor allem, bei denen das Wechselspiel von sensibilisierender Substanz und reagierendem Organismus die gewaltige Fülle der verschiedenartigsten klinischen Bilder erzeugt.

Die zwischen dem ersten Kontakt mit einer Substanz und dem Beginn eines von ihr ausgelösten Ekzems verstreichende Zeit wird allgemein als Inkubationszeit bzw. als Sensibilisierungsperiode bezeichnet. Sie ist bei fast allen Menschen und Substanzen verschieden lang.

Diese Unterschiede sind, wie schon kurz erwähnt, zum Teil begründet in der Konstitution der Erkrankenden, und zwar in der verschieden leichten bzw. verschieden schweren Sensibilisierbarkeit. Denn wenn auch bei Personen, die im gleichen Beruf und durch die gleichen Substanzen an Ekzem erkranken, die berufliche Exposition niemals gleichartig ist, weil Arbeitsbedingungen und Arbeitsform individuell wechseln, so haben doch experimentelle Untersuchungen ergeben, daß auch bei Einhaltung bestimmter, in allen Fällen gleicher Bedingungen zum Teil ganz erhebliche Differenzen in der Geschwindigkeit vorhanden sind, mit welcher die Sensibilisierung gegen eine bestimmte Noxe auftritt. Über die Gründe der verschiedenen leichten Sensibilisierbarkeit beim Menschen wissen wir bisher so gut wie gar nichts. In tierexperimentellen Untersuchungen konnte ich mit Sulzberger aber nachweisen, daß die Art der Nahrung von hoher Bedeutung für die Sensibilisierbarkeit ist: Tiere mit Winterkost (Heu-, Rübenfütterung) ließen sich in viel höherem Prozentsatz und erheblich stärker gegen Salvarsan und Ursol sensibilisieren als solche mit Sommerkost (Grasfütterung). Diese Beobachtung entspricht durchaus der statistisch mehrfach belegten Tatsache, daß die Ekzeme im Winter und Frühjahr am häufigsten sind. Aus den bisherigen Versuchen ergibt sich auch, daß die Vitamine dabei keine Rolle spielen.

Mit dem Einfluß des Organismus konkurriert derjenige der sensibilisierenden Substanz. Wir werden sehen, daß es Stoffe gibt, welche leicht und solche, die nur schwer oder, wenigstens unter den uns bekannten Umständen, gar nicht sensibilisieren. So ist im beruflichen Leben die Inkubationszeit ein Produkt aus sensibilisierender Substanz und der Sensibilisierbarkeit des Organismus, auf den sie einwirkt. Die Bedeutung der beiden Komponenten ist von Fall zu Fall verschieden stark zu bewerten, indem einmal die Substanz, das andere Mal die Sensibilisierbarkeit des Organismus im Vordergrund steht. Während wir aber — wie ja leider sehr oft — über die Ursachen der verschiedenen Sensibilisierbarkeit, also den Faktor Organismus, außer den oben angeführten experimentellen Befunden nur wenig wissen, weil hier wohl eine Summe von Einzelbedingungen die Erforschung besonders erschwert, wissen wir schon mehr über die äußeren Begleitumstände, welche beim Entstehen einer Überempfindlichkeit eine Rolle spielen.

In zahlreichen Fällen von besonders langdauernder Inkubationszeit hat man feststellen können, daß der Erkrankte zwar von Anfang an nur mit einem bestimmten Stoff gearbeitet hat, daß er aber gerade kurze Zeit vor dem Ausbruch des Leidens mit der Noxe stärker in Berührung kam, entweder deshalb, weil er sie in anderer Konzentration oder in anderer Form oder weil er sie häufiger als früher verwenden mußte. Hinzu kommt noch, daß meistens ganz allgemein nur die sogenannten technischen Produkte benutzt werden, die in ihrer Zusammensetzung, ihren Beimischungen und Verunreinigungen fast niemals konstant sind. So kann z. B. eine bestimmte, lange Zeit gebrauchte Lieferung von Terpentin für die Haut verhältnismäßig harmlos gewesen sein, was sich daraus ergibt, daß keiner oder nur ganz vereinzelte der mit diesem Terpentin beschäftigten Arbeiter Ekzeme bekamen. Plötzlich aber erkranken in ganz kurzer Zeit mehrere Personen. Wenn man danach fragt, ob ein neuer Stoff verwendet wurde, dann erhält man wahrheitsgemäß die Antwort: „Nein, wir arbeiten schon seit vielen Jahren nur mit Terpentin.“ Bei näherer Nachforschung aber stellt sich heraus, daß kurz vor dem gehäuften Auftreten der Ekzeme eine neue Lieferung von Terpentin ausgegeben war, die von einer anderen Firma stammte und in der Tat in ihrer Zusammensetzung, wenn auch nur wenig, von der früheren abweicht. Das gleiche findet man namentlich bei Schmieröl-, Maschinenfett-, Seifen-, Kleister-, Ölfarben-, Bäcker- usw. -Ekzemen; in allen diesen Fällen stellt sich eine Häufung von Erkrankungen gelegentlich kurze

Zeit nach der Einführung einer neuen Lieferung der verwendeten Substanzen ein.

Vom theoretischen Standpunkt aus müssen wir also von der sogenannten Inkubationszeit der Gewerbeekzeme die Sensibilisierungsperiode trennen, denn es ist offensichtlich, daß beide nicht identisch zu sein brauchen; sie sind es namentlich dann wohl kaum, wenn ein Ekzem erst nach jahrelanger Arbeit mit dem angeblich immer gleichen Stoff (man hat Inkubationszeiten von 30, 40 und mehr Jahren genannt) auftritt. Die Inkubationszeit stellt nichts anderes dar als ganz allgemein die erscheinungsfreie Zeit zwischen Beginn der Arbeit und dem Ekzemausbruch, die Sensibilisierungsperiode hingegen umfaßt nur denjenigen Zeitabschnitt innerhalb der Inkubationszeit, in welchem unter dem Einfluß des sensibilisierenden Agens die „Umstimmungen" des Organismus ablaufen, welche zur Überempfindlichkeit und schließlich zu ihrer Manifestation führen.

Manchmal kann man den Beginn der eigentlichen Sensibilisierungsperiode mit ziemlicher Sicherheit festlegen. Häufig geben nämlich die Patienten an, daß sie einen bestimmten Stoff lange Zeit hindurch reaktionslos vertragen konnten, bis sie sich einmal zufällig verletzten; ganz kurz nach dieser Verletzung seien die ersten Anzeichen des Ekzems aufgetreten. Ich glaube nicht, daß es sich hier nur um ein zufälliges Zusammentreffen handelt, denn diese Beobachtung steht im Einklang mit ähnlichen Befunden, z. B. bei den medikamentösen Toxikodermien (z. B. Salvarsandermatitiden nach paravenöser Injektion). Es ist sehr wohl möglich, daß es sich hier um rein quantitative Bedingungen handelt: durch eine Hautwunde kommen größere Mengen sensibilisierender Substanz mit den Epidermiszellen in Berührung als dann, wenn das Agens auf die unverletzte Haut einwirkt und so erst die Hornschicht durchdringen muß.

Früher hat man zwar geglaubt, daß die Überempfindlichkeit in allen ihren Äußerungen von der Quantität, d. h. der Konzentration der einwirkenden Substanz unabhängig wäre. Das hat Jadassohn von jeher bestritten, und auch von den Sensibilisierungsphänomen wissen wir heute namentlich durch die Untersuchungen von Bloch, daß es auf die Menge des Idiosynkrasogens zum mindesten bei der experimentellen Sensibilisierung gegen Primeln ganz wesentlich ankommt.

Hiermit sind wir bereits in die Besprechung des zweiten für das Zustandekommen und den Verlauf einer Überempfindlichkeit maßgebenden Faktors gekommen, nämlich der Bedeutung der Noxe.

Primelekzeme gibt es sehr häufig, ebenso Ekzeme durch den Pelzfarbstoff Ursol; dagegen sind beispielsweise Ekzeme nach Veilchen oder Rosen m. W. noch gar nicht beobachtet worden (obwohl diese Blumen ebensoviel verwendet werden wie die Primeln) und Hautreizungen nach den zur Pelzfärbung sehr viel verwendeten Holzfarben zum mindesten nur sehr selten. Derartige Beispiele lassen sich in beliebiger Menge anführen. Aus ihnen ergibt sich, daß zweifelsohne die chemischen Eigenschaften der Substanzen selbst beim Zustandekommen der Überempfindlichkeit eine Rolle spielen, und daß sie sich vor allem insofern voneinander unterscheiden, als es stark ekzematogene und schwach ekzematogene Stoffe gibt. Daher kommt es, daß in gewissen Berufen nur wenig Menschen an Ekzemen erkranken, weil man hier Substanzen mit geringer ekzematogener Eigenschaft verwendet, in anderen hingegen sehr viele, weil dort solche mit starken ekzematogenen Eigenschaften verarbeitet werden. Man kann ganz allgemein, wie Jadassohn schon 1903 schrieb, eine fortlaufende Reihe aufstellen von Stoffen, die bei jedem Menschen ein Ekzem erzeugen bis zu solchen, die es nur in seltenen Fällen oder niemals tun. Da aber, wie wir gesehen haben, auch die Quantität der einwirkenden Substanzen von Bedeutung ist, müssen wir hinzufügen, daß es bei den einzelnen Substanzen auch Konzentrationen gibt, die bei allen Menschen eine Überempfindlichkeit erzeugen, d. h. ihn sensibilisieren, während bei der Arbeit mit geringeren Konzentrationen nur wenige überempfindlich werden. Diesen Erscheinungen begegnet man bei gewerblichen Ekzemen sehr oft, wenn nämlich, wie wir sahen, Erkrankungen erst dann auftreten, wenn der lange Zeit hindurch gut vertragene Stoff plötzlich häufiger, in höherer Konzentration oder in anderer, auf die Haut intensiver einwirkender Weise verwendet werden muß.

Die verschiedenen hier in Betracht kommenden Substanzen unterscheiden sich auch noch in anderer Hinsicht. Es gibt Stoffe, welche normalerweise von einer gewissen Konzentration und Einwirkungsstärke an bei allen Menschen Hautreizungen verursachen, ohne daß dazu eine Überempfindlichkeit der Haut vorhanden zu sein braucht, wie dies von konzentrierten Säuren, reinem Benzin, unverdünntem Terpentin, konzentrierter Sublimatlösung u. a. m. bekannt ist. Aber bei allen Stoffen findet man eine Konzentration und Einwirkungszeit, bei welcher normale Menschen nicht reagieren. Diese Gruppe von Substanzen nennt man die „obligat reizenden“, die für die Haut „primärtoxischen“.

Daneben gibt es eine zweite Gruppe von Stoffen, welche normalerweise auch in unverdünntem Zustand keinerlei Hautreizung hervorrufen. Die Haut des normalen Menschen kann mit ihnen unbegrenzte Zeit in Berührung bleiben, ohne daß es zu Reaktionen kommt, falls nicht eine Sensibilisierung eintritt. Das sind die „fakultativ reizenden“ oder „nicht primärtoxischen“ Substanzen. Jadassohn hat früher einen Unterschied zwischen den beiden Gruppen in folgender Hinsicht gemacht: Menschen, welche auf solche Konzentrationen primärtoxischer Substanzen, welche für die normale Haut indifferent sind, reagieren, hat er als die Überempfindlichen bezeichnet. Davon hat J. diejenigen als die Idiosynkrasiker abgetrennt, bei welchen nicht primärtoxische Substanzen, wie Jodoform, Primelblätter u. a., Hautreaktionen auslösen. Dieser Standpunkt ist aber heute von Jadassohn wie von den meisten Autoren aufgegeben worden; denn man hat erkannt, daß auch zwischen diesen beiden Gruppen keine prinzipiellen Unterschiede bestehen. Vor allem aber mußte man die Trennung aufgeben, als man bemerkte, daß sich gewisse Substanzen, die man früher zu den „Idiosynkrasogenen", also den nicht primärtoxischen Stoffen rechnete, bei genügender Reinheit bzw. Konzentration als primärtoxisch erweisen.

Als weitere Besonderheit des Überempfindlichkeitszustandes ist folgendes zu erwähnen: Die einmal entstandene Idiosynkrasie ist keineswegs immer ein qualitativ und quantitativ unveränderlicher Dauerzustand. Wohl kann sie, gleichgültig ob im uterinen Leben oder erst im Laufe des beruflichen Lebens erworben, für immer bis an das Lebensende bestehen bleiben. Es kommt aber häufig vor, daß ihre Stärke in verschiedenen nicht vorauszubestimmenden Lebensperioden schwankt, ja auch ohne erkennbare Ursache zeitweise oder für immer vollständig verschwindet. Wir sprechen dann von vorübergehender oder dauernder Spontandesensibilisierung. Klinisch äußert sich ein derartiges Erlöschen der Überempfindlichkeit darin, daß ein Ekzem trotz gleichbleibender Beschäftigung spontan abheilt. Derartige Beobachtungen hat man übrigens auch bei anderen Überempfindlichkeiten, namentlich bei solchen gegen Medikamente oder Nahrungsmittel gemacht.

Eine vorübergehende oder selbst dauernde Spontandesensibilisierung stellt sich gelegentlich nach der Abheilung eines akuten, generalisierten Ekzems ein, so namentlich bei Salvarsandermatitiden, und es besteht gewiß die Möglichkeit, dies prinzipiell auch für extern bedingte und so auch für die Gewerbeekzeme anzunehmen. Ein derartiger Vorgang scheint allerdings bei den Gewerbeekzemen zum mindesten recht selten zu sein. Vielleicht ist dies dadurch zu erklären, daß Gewerbeekzeme in der Regel nur eine beschränkte Ausdehnung gewinnen und daß die Überempfindlichkeit nur durch ein generalisiertes, nicht aber durch ein verhältnismäßig geringgradiges Ekzem aufgehoben wird. Meist können wir ja, wenn die auslösende Ursache eines beruflich bedingten Ekzems erkannt ist, die Überempfindlichkeit auch noch nach Abheilung der Hauterscheinungen nachweisen.

Auch für das Auftreten eines Rezidivs dürften Schwankungen in der Überempfindlichkeit eine Rolle spielen. Wenn nach Abheilung eines Ekzems die Überempfindlichkeit gleichgroß geblieben ist, kommt es sofort nach der Wiederaufnahme der Arbeit mit dem schädlichen Stoff — falls er genügend auf die Haut einwirken kann — zur Neuerkrankung. Man beobachtet aber nicht selten, daß auch das Rezidiv mit einer gewissen Inkubationszeit auftritt. In solchen Fällen erscheint es naheliegend, daß der Grad der Überempfindlichkeit nach vorübergehender Abnahme während der Ekzemabheilung durch eine neue Sensibilisierung bei erneuter Berührung wieder ansteigt. Dabei ist die Inkubationszeit des Rezidivs meist kürzer als die der Ersterkrankung; die Hautüberempfindlichkeit scheint also beim zweiten oder dritten Mal schneller als beim ersten so weit anzusteigen, daß es zu sichtbaren Reaktionen (eben dem Rezidiv) kommen kann.

Neben derartigen zeitlichen Schwankungen in der Intensität einer allgemeinen, gleichmäßig über die gesamte Hautdecke verbreiteten Überempfindlichkeit finden sich nicht selten beim einzelnen Individuum örtliche Schwankungen im Grade der Überempfindlichkeit.

Wenn man die Lokalisation und namentlich die äußere Form, die Ausdehnung und Begrenzung besonders der chronischen Gewerbeekzeme betrachtet, dann fällt immer wieder auf, daß nicht die ganze, in gleicher Weise dem schädigenden Stoff ausgesetzte Haut erkrankt, sondern in der Regel nur ganz bestimmte Bezirke. Selbst bei den schon früher beschriebenen Lieblingslokalisationen (Handrücken, Handgelenke, Rücken- und Seitenflächen der Phalangen, Tabatière usw.) sind oft nur größere oder kleine Stellen befallen. Das liegt zum Teil an bestimmten anatomischen Differenzen: die scharfe Grenze zwischen einer ekzematösen Haut des Handrückens gegen die gesunde der Handfläche ist durch die stärkere Hornschicht und den hierdurch bewirkten Schutz der Epidermiszellen in der Handfläche bedingt. Wenn aber z. B. auf dem Handrücken selbst nur der eine oder andere Bezirk erkrankt, dann können wir keine derartigen anatomischen, sondern wir müssen funktionelle Differenzen annehmen. Man hat in der Tat nachweisen können, daß die Hautüberempfindlichkeit in gewissen Fällen nicht an allen Stellen gleichstark ist. Auf der einen Seite gibt es, wenngleich bisher sehr selten nachgewiesen, sogenannte refraktäre Zonen, die bei sonst generalisierter Überempfindlichkeit überhaupt nicht überempfindlich sind, auf der anderen kann die Intensität der Überempfindlichkeit an verschiedenen Stellen des Körpers zwar vorhanden aber verschieden groß sein. Die Haut in der Nähe des Krankheitsherdes erweist sich zuweilen wesentlich stärker überempfindlich als in größerer Entfernung von ihm. Die Überempfindlichkeit kann also zentrifugal vom Herd allmählich abnehmen und außerhalb des Herdes so gering sein, daß sie zur Entwicklung eines Ekzems nicht ausreicht. Das kann dann schließlich so weit gehen, daß nur eine bestimmte, nämlich die erkrankende Stelle der Haut überempfindlich ist, während sich die ganze übrige Haut normal verhält. Hierbei handelt es sich also um eine „lokale Überempfindlichkeit". Im Anschluß an einen derartigen Fall hat Jadassohn vor einigen Jahren ausführlich die verschiedenen Möglichkeiten einer Sensibilisierung der Haut erörtert (Odolekzem).

Gerade bei den gewerblichen Ekzemen scheint diese lokale Überempfindlichkeit eine nicht unwichtige Rolle zu spielen. Dieses ganze Gebiet birgt aber noch eine Fülle ungelöster Probleme, denn man hat sich insbesondere mit der Frage solcher lokalen Überempfindlichkeiten bisher noch sehr wenig befaßt. Es ist sehr wahrscheinlich, daß bei einer großen Zahl bisher nicht aufklärbarer Ekzeme die auslösende Ursache gefunden werden könnte, wenn man bei der Untersuchung nicht allein die allgemeine Überempfindlichkeit prüfte, sondern auch das Bestehen einer lokalen in Betracht zöge, wie dies besonders Stauffer zeigte. Die Durchführung der Untersuchung scheitert allerdings oft daran, daß man z. B. in der Klinik die Patienten in der Regel nicht bis zur vollständigen Abheilung behalten kann, und die Prüfung im noch bestehenden Ekzemherd in den meisten Fällen nicht angezeigt erscheint.

Durchaus ungeklärt ist noch die ebenfalls hierhier gehörende Frage, warum es im einen Falle schnell, im anderen überhaupt nicht zur Generalisierung eines Ekzems kommt. Vielleicht genügt bei dem letzteren der an einer bestimmten Körperstelle einwirkende äußere Reiz nur zur Erzeugung einer lokalen Überempfindlichkeit und ist zur Generalisierung einer Überempfindlichkeit zu schwach; bei experimentellen Untersuchungen kann man gelegentlich beobachten, daß die allgemeine Idiosynkrasie der Haut von solchen Stellen ihren Ausgang nimmt, in denen sie sich auf Grund besonders intensiver Einwirkung der Noxe erst lokal herausgebildet hat. Auch das Umgekehrte kommt gelegentlich vor, daß nämlich bei der Rückbildung eines generalisierten Ekzems gewisse Restherde auffallend lange, ja immer bestehen bleiben, die zuweilen bei erneutem Kontakt mit der Noxe allein exazerbieren. Vielleicht geht von diesen aus unbekannten Gründen überempfindlich gebliebenen Stellen wieder eine allgemeine Überempfindlichkeit aus.

In den bisherigen Ausführungen haben wir uns nur mit den erkennbaren Erscheinungen der ekzematösen Überempfindlichkeit der Haut befaßt, und es ergibt sich nunmehr naturgemäß die Frage, in welcher Weise diese Phänomene zustande kommen. Hierzu ist es notwendig, uns mit den Anschauungen über die Pathogenese der Idiosynkrasie vertraut zu machen.

Die Idiosynkrasie, wie aus den bisherigen Ausführungen hervorgeht, synonym gebraucht mit „Überempfindlichkeit", ist nach der Doerrschen Definition „ein unter natürlichen Lebensbedingungen auftretender abnormer Zustand gesteigerter und qualitativ geänderter Reaktivität, der nach der Einverleibung bestimmter Stoffe manifest wird". Die Art dieser Manifestation ist abhängig von dem Erfolgsorgan, das heißt dem Organ, an bzw. in welchem sich die Überempfindlichkeitsreaktion abspielt. Infolgedessen äußert sich die Idiosynkrasie in verschiedenen Reaktionstypen, nämlich in der bronchialen Form als Asthma, der gastro-intestinalen Form mit bestimmten Erscheinungen von seiten des Magen-Darmkanals, in Form der Reaktion der Konjunktiva und der Nasenschleimhaut, meistenteils als Heuschnupfen, und schließlich in Form bestimmter Reaktionen der Haut. Als besondere Gruppe trennt Doerr den eigentlichen Schock, die schwerste und allgemeinste Reaktion, ab.

Zu den Überempfindlichkeitserscheinungen der Haut gehören Urticaria und Quinckesches Ödem, Prurigo, Lichen Vidal und Ekzem.

Im Mittelpunkt des Interesses steht heute die Frage nach der allgemein-pathologischen Stellung der Idiosynkrasie. Man hat nämlich schon sehr früh erkannt, daß zwischen der Idiosynkrasie und der Anaphylaxie sehr viele Ähnlichkeiten, zum Teil auch Übereinstimmungen bestehen.

Die Anaphylaxie ist ein bei gewissen Laboratoriumstieren künstlich zu erzeugender Zustand (zum ersten Male von Richet beobachtet), der sich durch folgende Eigenschaften auszeichnet:

Durch parenterale Einverleibung bestimmter Substanzen, vornehmlich von Eiweißkörpern, werden Tiere so sensibilisiert, daß nach einer gewissen Inkubationszeit eine erneute Zufuhr des Stoffes, bei intravenöser Applikation bereits in minimalen Mengen, schockartige Erscheinungen auslöst. Zwischen diesen maximalen Erscheinungen und dem Normalzustand gibt es aber alle Zwischenstufen, deren Intensität von der Beschaffenheit und der Menge der sensibilisierenden und auslösenden Substanz sowie vom Zeitpunkt der Prüfung abhängt.

Diese Sensibilisierung kann in geeigneter Versuchsanordnung rückgängig gemacht werden. Man spricht dann von Desensibilisierung.

Durch sub- oder intrakutane Injektion des sensibilisierenden Stoffes können bei gewissen überempfindlichen Tieren an der Injektionsstelle lokale Entzündungserscheinungen ausgelöst werden.

Sowohl die allgemeinen Schock- als auch die lokalen Entzündungserscheinungen sind von der chemischen und pharmakologischen Eigenschaft der auslösenden Substanzen unabhängig.

Die Reaktivität läßt sich durch das Serum eines überempfindlichen Tieres auf normale Tiere passiv übertragen.

Wenn man die Erscheinungen der Idiosynkrasie mit den hier nur kurz und schematisch skizzierten Phänomenen der Anaphylaxie vergleicht, so erkennt man in der Tat eine ganze Reihe von Übereinstimmungen. Die Sensibilisierungsphänomene, Inkubationszeit, langsames Ansteigen der Überempfindlichkeit nach einer gewissen Zahl von Tagen, Abhängigkeit von der Menge des sensibilisierenden Stoffes, sind bei beiden die gleichen, ebenso die Erscheinungen der Desensibilisierung, worauf wir noch später zurückkommen werden. Die manifesten Symptome sind bei der Idiosynkrasie ebenso wie bei der Anaphylaxie sehr oft unabhängig von den chemischen und pharmakologischen Eigenschaften der auslösenden Substanzen. Das ist von vielen Seiten in den verschiedensten Untersuchungen bestätigt worden. So war z. B. die Idiosynkrasie der Haut gegen Atropin in den von mir untersuchten Fällen auch gegen Apoatropin gerichtet, obwohl diese beiden Stoffe gar keine pharmakologischen Beziehungen zueinander haben, während sich umgekehrt chemisch dem Atropin sehr nahestehende Substanzen als wirkungslos erwiesen. Auf der anderen Seite ist das klinische Bild der Manifestationen in den meisten Fällen das gleiche, ob nun pharmakologisch wirksame oder ganz unwirksame Substanzen als auslösende Schädlichkeiten fungieren, ob es sich um einen kompliziert gebauten oder ganz einfachen Körper handelt. Der einzige Unterschied, der zwischen den einzelnen Noxen besteht, ist in der Regel ein quantitativer: wie es gute und schlechte Anaphylaktogene gibt, so kennen wir gute und schlechte Idiosynkrasogene, d. h. Substanzen, welche leicht und schon in ganz geringer Konzentration den anaphylaktischen bzw. idiosynkrasischen Zustand hervorrufen, und andere, die es nur schwer oder nur in sehr hoher Konzentration können.

In manchen Fällen läßt sich allerdings auch aus dem klinischen Bilde ein gewisser Rückschluß auf die auslösende Noxe ziehen: einige medikamentöse Überempfindlichkeitserscheinungen an der Haut haben ein bestimmtes, mehr oder weniger charakteristisches Aussehen: so die Kopaivabalsam- oder die Antipyrinexantheme, so daß in diesen Fällen wenigstens die „Unabhängigkeit von der auslösenden Substanz" scheinbar nicht vorhanden ist. Die Gründe für dieses eigenartige Verhalten gewisser Substanzen bzw. Idiosynkrasieformen sind nicht bekannt.

Jedenfalls aber ist bei den exogenen Noxen, die zu Gewerbeekzemen führen, das Krankheitsbild von ihren chemischen Eigenschaften unabhängig und infolgedessen eine ätiologische Diagnose allein aus den klinischen Erscheinungen unmöglich.

In zahlreichen Fällen von Idiosynkrasie ist es gelungen, mit dem Serum überempfindlicher Personen die Reaktivität auf normale Individuen zu übertragen, ein Vorgang, der wie bei der Anaphylaxie als „passive Übertragung" bezeichnet wird. Das zeigt, daß auch bei der Idiosynkrasie den anaphylaktischen Antikörpern entsprechende idiosynkrasische Reagine im Serum der Überempfindlichen vorhanden sein können. Der Nachweis gelingt allerdings nicht mit der gleichen Regelmäßigkeit wie bei der Anaphylaxie, relativ am seltensten und unregelmäßigsten bei den Ekzemen. Man hat auf Grund dieser Ergebnisse versucht, auch hier eine Trennung vorzunehmen zwischen solchen idiosynkrasischen Dermatosen, bei welchen Reagine nachweisbar sind, und solchen, bei welchen der Nachweis nicht gelingt; die ersteren will man der Anaphylaxie zurechnen, die letzteren hingegen als nicht dazugehörig abtrennen. Hierzu ist zu bemerken, daß zweifellos innerhalb der Gruppe der kutanen Idiosynkrasien gewisse Unterschiede in der Pathogenese vorhanden sein müssen: Urtikaria und Quinckesches Ödem sind andere Idiosynkrasien als die ekzematösen. Insofern ist eine Trennung innerhalb der Idiosynkrasien der Haut sicherlich berechtigt und auch notwendig. Eine solche aber auch innerhalb der Ekzemgruppe selbst vorzunehmen, halte ich für unberechtigt. Es ist zweifelsohne auffallend, daß bei den Ekzemen Reagine relativ selten nachgewiesen werden konnten — vielleicht liegt es daran, daß die Methode des Nachweises ungeeignet ist. Man hat auch durch andere Argumentation diese Schwierigkeit zu überbrücken versucht: wenn es bei irgendeinem Ekzem nicht gelinge, im Blut frei zirkulierende Reagine nachzuweisen, so sei damit noch keineswegs gesagt, daß sie nicht vorhanden sind. Sie können, so betont Doerr, sehr wohl in den Hautzellen fest verankert, also zellständig, sein und nicht in das Blut angegeben werden, was ja bei den im engeren Sinne anaphylaktischen Reaktionskörpern die Regel ist. Perutz und Urbach haben auch berichtet, daß in Fällen, in denen der Nachweis von Reaginen mit Blutserum nicht gelang, die passive Übertragung mit dem Inhalt künstlich gesetzter Hautblasen erfolgreich war; mit dieser Methode sollen nach diesen Autoren die zellständigen Antikörper freigemacht und in die Blasenflüssigkeit abgestoßen werden.

Man muß zugeben, daß zwischen der natürlichen Idiosynkrasie und der experimentellen Anaphylaxie manche Differenzen vorhanden sind. Aber diese Unterschiede sind nicht prinzipieller Natur und mit Wahrscheinlichkeit in den Besonderheiten des Reaktionsortes gelegen, der bei den cutanen Idiosynkrasien alle, auch die geringsten Veränderungen dem untersuchenden Auge zugänglich macht, während man ja bei der

Überempfindlichkeit anderer Organe, wie der Lungen oder des Gefäßsystems, nur die gröberen Abweichungen von der Norm erkennen kann. Außerdem ist für die vorhandenen Unterschiede, wie aus den tierexperimentellen Sensibilisierungen hervorgeht, die sensibilisierende Substanz für die Reaktionsweise und insbesondere den Sitz der Reaktion von wesentlicher Bedeutung. Es gelingt anscheinend nicht, von der Haut aus mit einfach gebauten, chemisch wohldefinierten Substanzen den vaskulären Apparat zu sensibilisieren, der ja bei der Sensibilisierung mit Eiweißkörpern (bzw. deren Bestandteilen) der Ort der Wahl ist. Die Differenzen zwischen Idiosynkrasie und Anaphylaxie werden allerdings von den einzelnen Autoren verschieden bewertet, so daß nach Doerr „der Subjektivität des Urteils vorläufig ein gewisser Spielraum eingeräumt bleibt". Infolgedessen identifizieren einzelne Forscher Idiosynkrasie und Anaphylaxie, bezeichnen also ein idiosynkrasisches Asthma oder Ekzem als anaphylaktisches, andere hingegen sind für reinliche Scheidung und der Meinung, daß ein idiosynkrasisches Krankheitsgeschehen mit der Anaphylaxie nichts zu tun habe. Eine derartige Diskussion verliert an Bedeutung, ja, sie wird gegenstandslos, wenn man sich daran erinnert, daß es gar nicht möglich ist, die verschiedenen Idiosynkrasieformen (Asthma, Heufieber, Urtikaria, Ekzem usf.) miteinander und die Gesamtheit der idiosynkrasischen Phänomene mit denjenigen der Anaphylaxie zu identifizieren. Zu einer befriedigenderen Auffassung aber gelangt man, wenn man versucht, beide Erscheinungen, nicht nur die Idiosynkrasie, sondern auch die Anaphylaxie, in das allgemein biologische Geschehen „einzuordnen". Hierbei müssen wir uns mit einem weiteren Begriff vertraut machen, der in dieser Diskussion eine grosse Rolle spielt, nämlich dem der Allergie. Denn ebenso lebhaft wie der Kampf für oder gegen die Einbeziehung der Ekzeme in die Anaphylaxie geführt wird, geht auch der Streit um die Stellung des Ekzems zur Allergie.

Es würde zu weit führen, die verschiedenen Deutungen, welche diesem von v. Pirquet eingeführten Begriff im Laufe der Zeit gegeben wurden, aufzuzählen. v. Pirquet verstand darunter die Änderung der Reaktionsfähigkeit des Organismus in zeitlicher, quantitativer und qualitativer Beziehung, die er durch das Überstehen einer Krankheit oder durch die Einverleibung körperfremder Substanzen erleidet. Hiermit waren also ursprünglich allein im extrauterinen Leben erworbene Zustände gekennzeichnet. Doerr hat, und das ist eine bedeutsame Erweiterung, auf Grund der neueren Erfahrungen auch die angeborenen Zustände einer von der Norm abweichenden Reaktionsfähigkeit einbezogen.

Mit einer solchen Definition ist aber der Allergiebegriff keineswegs eindeutig umrissen, denn es gibt eine ganze Reihe von angeborenen und erworbenen Reaktionsfähigkeiten der Haut, die zwar von der Norm abweichen, mit der Allergie aber offensichtlich nichts zu tun haben. Daher erschien es notwendig, gewisse Einschränkungen zu machen. Infolgedessen hat Doerr die Definition der Allergie in eine Anzahl von

Kriterien zusammengefaßt, die einerseits alle nicht allergischen Zustände abtrennen, andererseits aber bestimmte, in der Pirquetschen Definition noch nicht enthaltene Charakteristika des allergischen Zustandes mit hineinbeziehen. Diese Kriterien sind folgende:

Ein bestimmtes Krankheitsbild kann nur dann als allergisch bezeichnet werden, wenn der Kranke auf eine bestimmte Substanz anders reagiert als die Mehrzahl der übrigen Menschen oder er selbst anders als früher. Bei den Ekzemen ist diese „Abweichung von der Norm" eindeutig, denn nur der Überempfindliche, gleichgültig ob die Überempfindlichkeit angeboren oder erworben ist, reagiert auf eine bestimmte Noxe, die für die normalen Menschen unschädlich ist, mit einem Ekzem.

Die Überempfindlichkeit muß spezifisch nur gegen eine bestimmte Substanz oder auch gegen mehrere Substanzen eingestellt sein. Darauf kommen wir weiter unten zurück.

Die Symptome müssen unabhängig von der Beschaffenheit der auslösenden Substanz sein.

Als viertes Kriterium hatte Doerr den gelungenen Nachweis spezifischer Reagine postuliert. Wir haben gesehen, daß dieser Nachweis bei einer gewissen Zahl von Ekzemerkrankungen gelungen ist, daß aber von vielen Seiten die negativ verlaufenen Übertragungsversuche nicht als endgültiger Beweis für das Nichtvorhandensein solcher Reagine angesehen wird. Dieses Kriterium ist also ein „Idealpostulat", während die drei anderen obligatorische und bei allen echten allergischen Prozessen einwandfrei erkennbare Charakteristika darstellen.

Wenn wir nunmehr nach den gegebenen Definitionen die Beziehungen zwischen Idiosynkrasie, Anaphylaxie und Allergie betrachten, so erkennen wir, daß im Allergiebegriff sowohl Idiosynkrasie als auch Anaphylaxie enthalten sind. Mit anderen Worten: Allergie, Anaphylaxie und Idiosynkrasie sind keine koordinierten Erscheinungsformen, sondern Idiosynkrasie und Anaphylaxie sind gewissermaßen Unterabteilungen der Allergie. Idiosynkrasische Erkrankungen sind also allergische, ebenso wie das anaphylaktische Geschehen ein allergisches ist.

Da aber unter im engeren Sinne anaphylaktischen Vorgängen nur ganz bestimmte, experimentell erzeugte Erscheinungen verstanden werden, die in mancher Hinsicht, wenn auch nicht prinzipiell, von den idiosynkrasischen Phänomenen abweichen (im Reaktionsort und der Besonderheit der auslösenden Substanz), erscheint nach der hier entwickelten und auf Doerr zurückgehenden Auffassung die oft aufgeworfene Frage hinfällig, ob gewisse idiosynkrasische Prozesse anaphylaktische seien oder nicht (z. B. Ursolasthma und Ursolekzem).

Über diese Fragen herrscht in der Literatur noch große Verwirrung, denn fast jeder Autor hat — heute noch — seine eigene Definition für Idiosynkrasie und Allergie. Aus solchen Differenzen heraus lehnen auch verschiedene Autoren die allergische Natur der Ekzeme ab, von anderen wird nur die als Lichen Vidal disseminatus bezeichnete Dermatose, über die wir früher ausführlich gesprochen haben, als allergische angesehen (außer der hier nicht zur Erörterung stehenden Urtikaria und dem Quinckeschen Ödem). Für diese Einschränkungen werden alle die Gründe angeführt, von denen wir bereits in vorangehendem gesprochen haben: Der nur selten gelungene Nachweis von Reaginen, die prinzipielle Abtrennung aller erworbener Zustände von den angeborenen, die von manchen Autoren auch weiterhin allein als Idiosynkrasien aufgefaßt werden u. a. m. Es gäbe aber m. E. nur einen schwerwiegenden Einwand gegen die generelle Einbeziehung der Ekzeme unter die allergischen Erscheinungen, wenn nämlich der Nachweis von „primär ekzematogenen" Substanzen gelänge; das wären solche Stoffe, die Ekzeme verursachen können, ohne daß dazu eine Überempfindlichkeit der Haut gleichwelcher Genese notwendig ist. Derartige Substanzen kennen wir (zum mindesten noch) nicht, und ihre Existenz wird bestritten.

Nachdem wir in den vorangehenden Ausführungen die hauptsächlichsten Manifestationen der angeborenen und durch Sensibilisierung erworbenen Hautüberempfindlichkeit besprochen und auf Grund dieser Befunde die allgemein-pathologische Stellung der Idiosynkrasie festzulegen versucht haben, wenden wir uns nunmehr einigen Erscheinungen der Idiosynkrasie zu, welche für die Ekzeme charakteristisch sind und deren Kenntnis für Diagnose, Therapie und Prophylaxe von besonderer Bedeutung sind.

Als eines der vier Kriterien des allergischen Zustandes haben wir die Spezifität der Überempfindlichkeit genannt und betrachten von diesem Gesichtspunkt aus die zu den Ekzemen führende Reaktivität. Bei einer gewissen Anzahl von Ekzemen, deren auslösende Ursachen festgestellt werden konnten, erweist sich die Überempfindlichkeit streng spezifisch gegen eine ganz bestimmte Substanz und nur gegen diese eingestellt. Bei einem derart überempfindlichen Menschen entsteht also ein Ekzem immer nur dann, wenn er mit der einen für ihn schädlichen Noxe in ausreichende Berührung kommt; alle anderen Stoffe hingegen verträgt er ebenso gut wie die übrigen normalen Menschen. Solche Ekzematiker bezeichnen wir als „monovalent" überempfindlich.

In diese Gruppe gehören auch diejenigen Personen, bei welchen die Idiosynkrasie nicht nur durch eine ganz spezielle Substanz manifest wird, sondern auch durch Substanzen, welche diesem Stoff chemisch nahe stehen, mit ihm verwandt sind. So findet man beispielsweise, daß bei vielen Ursolüberempfindlichen nicht nur das Paraphenylendiamin, sondern auch Orthophenylendiamin reizt und häufig auch komplizierter gebaute aromatische Amine, wie Aminoazobenzol, Pellidol u. a. m. Oder Sublimatüberempfindliche vertragen in vielen Fällen ebensowenig weißes Quecksilberpräzipitat, viele Salvarsanidiosynkrasiker sind auch gegen andere arsenorganische Verbindungen überempfindlich. Das findet man sehr oft, man kann sogar sagen, daß wohl die ganz streng spezifische Monovalenz, bei der sich die Überempfindlichkeit ganz allein auf die sensibilierende Substanz und nicht auch auf verwandte Stoffe erstreckt, selten ist; denn über kurz oder lang, vielleicht auch oft von

Anfang an, dehnt sich die Idiosynkrasie auf die engere und weitere Verwandtschaft der sensibilisierenden Substanz aus. Man spricht in diesen Fällen von „Gruppenüberempfindlichkeit". Das ist wichtig zu wissen; denn solchen Patienten nützt man nichts, wenn man sie zwar von dem eigentlich sensibilisierenden Stoff fernhält, sie aber nicht auf die Möglichkeit oder Wahrscheinlichkeit aufmerksam macht, daß chemisch nahestehende Körper für sie ebenfalls schädlich sein können. Eine besonders wichtige, weit umfassende und im täglichen Leben vorkommende Gruppenüberempfindlichkeit habe ich als Überempfindlichkeit gegen Körper von Chinonstruktur beschrieben. Außer der Gruppenüberempfindlichkeit gegen chemisch miteinander verwandte Substanzen, d. h. solche, die gemeinsame chemische Gruppen besitzen, kann sich eine Hautüberempfindlichkeit in gewissen Fällen auch gegen Stoffe erstrecken, welche die gleichen physikalischen Eigenschaften besitzen, ohne chemisch miteinander verwandt zu sein. Das findet sich, wie ich in noch unveröffentlichten Versuchen zeigen konnte, namentlich bei der Überempfindlichkeit gegen Benzol und andere als Lösungsmittel gebrauchte organische Substanzen. So reagieren häufig Benzolüberempfindliche auch gegen Benzin, Trichloräthylen u. a. entsprechend stärker als der Normempfindliche. Hierbei handelt es sich offenbar ebenfalls um eine spezifische Gruppenüberempfindlichkeit, nicht um unspezifische Polyvalenz.

Die Idiosynkrasie ist aber auch gelegentlich spezifisch gegen verschiedene, chemisch einander ganz fremde Substanzen eingestellt. So kann ein Individuum früher einmal gegen eine Substanz A überempfindlich geworden sein und später, währenddem die Überempfindlichkeit A noch weiterbesteht, gegen eine ganz andere Substanz B oder gegen mehrere. Solche Menschen sind dann mehrfach monovalent überempfindliche Idiosynkrasiker, bei ihnen bestehen zwei, drei, oder mehr spezifische Überempfindlichkeiten nebeneinander, die alle durch je eine spezifische Sensibilisierung entstanden sind. Allerdings kann es vorkommen, daß die bestehende Überempfindlichkeit gegen eine Substanz A eine spätere Sensibilisierung gegen eine Substanz B erleichtert. Alle diese Phänomene unterschieden sich in keiner Weise von denen, die wir bei der experimentellen Anaphylaxie zu beobachten gewohnt sind. Auch hier ist die Überempfindlichkeit spezifisch gegen die sensibilisierende Substanz eingestellt, und sie verbreitert sich in bestimmten Fällen zu einer Gruppenüberempfindlichkeit. Ebenso können gleichzeitig mehrere spezifische Anaphylaxien gegen verschiedene Substanzen bei dem gleichen Tier hervorgerufen werden.

Nun gibt es aber bei der Hautüberempfindlichkeit von ekzematöser Reaktionsweise gewisse Erscheinungen, welche einer Annäherung an die Anaphylaxie und einer Einbeziehung in die Allergie anscheinend im Wege stehen. Gelegentlich beobachtet man im Verlaufe eines namentlich akuten oder ausgedehnten chronischen Ekzems das Auftreten einer sogenannten „unspezifischen Polyvalenz". Sie äußert sich darin, daß der Patient gegen eine ganze Reihe der verschiedensten und verschiedenartigsten Substanzen hautüberempfindlich wird, mit denen er überhaupt nicht in Kontakt gekommen ist und gegen die er ursprünglich (wahrscheinlich) gar nicht überempfindlich war. Hier ist, wie man sich (unpräzis!) ausdrückt, durch die Manifestation einer spezifischen Idiosynkrasie eine unspezifische Sensibilisierung eingetreten. Analoge Erscheinungen kennt man bei der experimentellen Anaphylaxie nicht, obwohl es natürlich möglich ist, daß eine ähnliche unspezifische Reaktionsfähigkeit der für die Anaphylaxie bedeutsamen Schockorgane ebenfalls vorhanden ist, die man aber mit den üblichen Methoden bisher noch nicht nachweisen konnte. Auf der andren Seite aber kann auch diese unspezifische polyvalente Überempfindlichkeit der Haut eine Besonderheit des Hautorgans sein; Bloch hat die Ansicht geäußert, daß es sich dabei um eine Auflockerung der Zellmembranen handle, so daß alle möglichen, normalerweise unwirksamen Reize für die Zellen schädlich werden. Jedenfalls dürfte diese unspezifische Polyvalenz nur eine indirekte Folgeerscheinung eines übergeordneten allergischen Vorgangs sein. Dafür spricht die Tatsache, daß es sich hier nicht wie bei der spezifischen Monovalenz um eine Sensibilisierung gegen verschiedene Substanzen durch deren Einwirkung handelt. Außerdem tritt eine derartige unspezifische Polyvalenz zwar häufig, aber durchaus nicht regelmäßig ein und steht auch nicht, soweit wir wenigstens wissen, mit irgendeiner bestimmten Idiosynkrasie oder einer bestimmten Noxe in Beziehung.

Wir können manchmal nachweisen, daß mit dem Abheilen des Ekzems auch die Polyvalenz verschwindet, und daß dann nur noch die eine Noxe zu Reaktionen führt, gegen welche die spezifische Idiosynkrasie eingestellt ist. Es gibt aber Fälle, in denen sie bestehen bleibt; dann heilt das Ekzem auch nach Ausschaltung der Noxe, welche die ursprünglich auslösende Ursache war, nicht ab, weil nunmehr alle möglichen banalen Reize, wie sie im täglichen Leben gar nicht zu vermeiden sind, das Leiden ständig aufrechterhalten. Ein solcher Zustand kann sich gewissermaßen unter den Händen des Arztes entwickeln. Besondere Schwierigkeiten in der Beurteilung bieten diese Ekzeme dann, wenn man sie zur Untersuchung bekommt, nachdem sich eine Polyvalenz bereits konsolidiert hat; denn das Auffinden der eigentlichen Ursache ist nunmehr vielfach unmöglich geworden. Dies sind die Fälle, die manche Autoren als „wahre Ekzeme“ von den „Dermatitiden“ abgetrennt und nicht als Äußerung einer Polyvalenz gegen exogene Noxen, sondern als endogen bedingte Leiden aufgefaßt wissen wollen.

Auch bei Personen, die (noch) niemals an einem Ekzem erkrankt waren, ist zuweilen eine erhöhte Empfindlichkeit der Haut gegen die verschiedensten Substanzen nachzuweisen. Von ihnen wissen wir noch sehr wenig, aber es wäre besonders wichtig, das spätere Schicksal der Haut solcher Menschen zu verfolgen; denn das Gebiet der unspezifischen Polyvalenz, die nicht wie die monovalente Überempfindlichkeit eine unmittelbare Äußerung einer Allergie ist, vielmehr eine Folgeerscheinung auch anderer Hautaffektionen (Sycosis non parasitaria, Trichophytie,

Scabies usw.) sein kann, ist in allen seinen pathogenetischen Bedingungen noch wenig erforscht, obwohl es für die ganze Ekzemlehre von besonderer Bedeutung ist.

Als letzter Punkt der theoretischen Erörterungen bleibt noch die Frage der Desensibilisierung bei den Ekzemen übrig, die ja eine gewisse Rolle bei der Analogisierung von Idiosynkrasie und Anaphylaxie spielt. So vielfach auch die Entwicklung der Hautüberempfindlichkeit gegen die verschiedensten Substanzen beobachtet werden konnte, wie z. B. gegen Primeln, Rhus toxycodendron, Salvarsane usw., so unvollständig sind noch unsere Kenntnisse über die willkürliche spezifische Desensibilisierung bei den Ekzemen. Die gelungenen Desensibilisierungen sind noch zu wenig zahlreich, als daß es ganz allgemein zu entscheiden wäre, ob die in den einzelnen in der Literatur mitgeteilten Fällen erreichte Normempfindlichkeit bzw. Verminderung der Überempfindlichkeit in der Tat auf den spezifischen Einfluß der hierher gehörigen therapeutischen Eingriffe zurückzuführen ist. Trotzdem kann man sich in verschiedenen Fällen dem Eindruck nicht verschließen, daß eine willkürliche spezifische Desensibilisierung auch bei den Ekzemen möglich ist. Die Erfolge sind bei der ekzematösen Form der Überempfindlichkeit sicherlich auch deshalb zahlenmäßig geringer als bei Asthma oder Heufieber, weil bei den Ekzemen die spezifische Desensibilisierung viel seltener versucht wurde als bei diesen beiden anderen Idiosynkrasieformen. Die Volksmedizin jedoch bedient sich ihrer auch bei ekzematösen Erkrankungen schon seit vielen Jahrhunderten; genau so wie sich die Imker schon lange vor der wissenschaftlichen Durchforschung dieser Frage willkürlich desensibilisierten, sollen sich die chinesischen Lackarbeiter, bei denen Rhusdermatitiden sehr häufig sind, selbst unempfindlich machen, indem sie sich systematisch die Arme mit den Blättern des Giftsumach abreiben.

Von dieser spezifischen Desensibilisierung ist die unspezifische abzutrennen, und zwar müssen wir hier verschiedene Methoden unterscheiden.

Von vielen Seiten wird die örtliche Therapie mit reizenden Substanzen, wie Teer, Pyrogallussäure, Chrysarobin, auch Röntgenstrahlen, als unspezifische Desensibilisierung angesprochen, weil man annimmt, daß durch diese Maßnahmen die Reizbarkeit der erkrankten Hautzellen herabgesetzt wird. Auf der anderen Seite rechnen manche Autoren, namentlich in Frankreich, auch solche Eingriffe dazu, bei denen man sich, wie bei den Natriumthiosulfatinjektionen oder der Substitutionstherapie mit Extrakten endokriner Drüsen und anderer Gewebsbestandteile, keinen unmittelbaren Einfluß auf die Antikörperbildung vorstellt. Das letztere nimmt man aber an für die im engeren Sinne unspezifische Desensibilisierungstherapie mit unspezifischen Reizkörpern. Als solche kommen in Frage Injektionen von Milch, Aolan, Blut, Eigenblut, Serum, von Eiweißabbauprodukten wie Pyrifer, von Vakzinen, gewissen organischen Substanzen wie Terpentin und Yatren oder von anorganischem Schwefel. Alle diese Maßnahmen dienen zur Desensibilisierung von innen. Daneben gibt es noch eine entsprechende unspezifische Desensibilisierung von außen, z. B. mit Terpentin, und zwar entfernt vom Krankheitsherd, wie wir sie bei der praktischen Durchführung dieser therapeutischen Maßnahmen beschreiben werden. Die Wirkungsweise der beiden letztgenannten Methoden ist ebenfalls noch wenig geklärt, die Anschauungen darüber decken sich mit denen über die allgemeine unspezifische Reizkörpertherapie.

Therapie und Prophylaxe.

Ebenso wie ich auf die Klinik der Gewerbeekzeme nicht näher eingehen konnte, muß ich auch bezüglich der Therapie auf die einschlägigen Lehrbücher verweisen. Ich möchte aber anschließend an die letzten Erörterungen über die Desensibilisierung einiges über die praktische Anwendung dieser Methode sagen.

Bei der spezifischen Desensibilisierung kann die Zufuhr der desensibilisierenden Substanz auf drei verschiedenen Wegen erfolgen: Erstens perkutan, indem man sie auf die Haut nach Art der später zu beschreibenden Reizproben einwirken läßt. Man stellt zunächst durch eine Vorprüfung fest, bei welcher Konzentration das schädliche Agens bei 24stündiger Einwirkung die Haut nicht mehr reizt. Mit dieser unterschwelligen Konzentration beginnend steigt man langsam, indem man die Substanz jeden oder alle 2—3 Tage auf die gleiche Hautstelle auflegt, bis die normale Empfindlichkeit erreicht ist, muß aber dabei vermeiden, daß irgendwann einmal eine Hautentzündung an dieser Stelle entsteht. Wenn eine solche einmal eintritt, weil man vielleicht mit der Konzentration zu schnell gestiegen ist oder deshalb, weil aus unbekannten Gründen der Grad der Überempfindlichkeit anstieg, soll man die Behandlung an einer neuen Stelle fortsetzen und eventuell mit der Konzentration der Noxe wieder zurückgehen.

Der zweite Weg besteht darin, daß man die Substanz per os zuführt. Auch hier beginnt man sehr vorsichtig mit ganz geringen Dosen und steigert die Mengen allmählich unter Vermeidung von Reaktionen. Von diesem Verfahren hat man Erfolge namentlich bei medikamentösen und Nahrungsmittelekzemen gesehen, auch beim Rhusekzem sollen auf diesem Wege Desensibilisierungen erreicht worden sein.

Als dritte Methode kommt in Betracht die intrakutane, intramuskuläre oder intravenöse Injektion der entsprechend verdünnten Noxe. Die beiden ersteren Verfahren werden schon seit langer Zeit in ausgedehntem Maße und mit gutem Erfolg bei Asthma und Heufieber angewendet, die intravenöse Zufuhr kleinster Mengen bei der Desensibilisierung z. B. der Salvarsanidiosynkrasie. Auch hierbei stellt man wie bei der in letzter Zeit viel propagierten Heufiebertherapie durch Vorproben die gerade noch reaktionslos vertragene Dosis fest und steigt langsam, ebenfalls unter Vermeidung von Reaktionen, bis man die auch vom Normalen vertragene Konzentration erreicht hat.

Welches Verfahren im einzelnen Falle die meisten Aussichten auf Erfolg bietet, hängt vor allem von der Substanz ab. Einspritzen kann man nur wasser- und evtl. auch öllösliche Stoffe oder Extrakte, alle anderen läßt man am besten auf die Haut einwirken. Die Zufuhr per os kommt vorzugsweise bei solchen Ekzemen in Frage, welche auch durch mit der Nahrung aufgenommene Noxen verursacht werden (Desensibilisierung von innen gegen Sensibilisierung von innen). Für die gewerblichen Ekzeme dürfte diese Methode kaum in Betracht kommen, bei ihnen ist die perkutane am ehesten zu empfehlen (Desensibilisierung von außen gegen Sensibilisierung von außen).

Das Haupterfordernis bei der (zur Zeit üblichen) Desensibilisierungstherapie ist neben der richtigen Auswahl der Konzentrationen vor allem Geduld von seiten des Patienten wie des Arztes. Sicherlich ist ein Teil der Mißerfolge darauf zurückzuführen, daß einer der beiden die Geduld verlor, indem der Patient sich der Behandlung nicht weiter unterziehen wollte oder der Arzt zu schnell mit den Konzentrationen stieg oder die Behandlung vorzeitig abbrach.

Auch die unspezifische Desensibilisierung kann entsprechend dem Vorgehen bei der spezifischen durch Einwirkung auf die unverletzte Haut — perkutan — versucht werden. So hat Geiger über Erfolge bei der Ekzembehandlung berichtet, die er mit einer systematischen Desensibilisierung mittels Terpentinöl erzielte. Die Methode besteht darin, daß die Empfindlichkeitsgrenze der Haut gegen Terpentin durch Auflegen von mit Terpentinöl getränkten Mullstückchen allmählich heraufgesetzt wird. Zunächst muß man feststellen, in welcher Verdünnung Terpentin unter luftdichtem Verband während 24stündiger Einwirkung vertragen wird. Dann appliziert man zwei- bis dreimal wöchentlich immer an der gleichen Stelle und stets gleichartig Terpentinlösungen in langsam steigenden Konzentrationen (z. B. 50%, 52%, 55% usf.), bis die auch vom Normalen vertragene Konzentration (70%) reaktionslos vertragen wird. Auf der anderen Seite kann auch — meist mit geringem Erfolg — die Injektion der obengenannten unspezifischen Reizkörper versucht werden.

Wenn es gelingen sollte, die spezifische (oder auch unspezifische) Desensibilisierung der Haut so auszubauen, daß sie auch in der Praxis leicht und mit hinreichender Aussicht auf Erfolg durchgeführt werden kann, dann wäre die Therapie der Gewerbeekzeme allen anderen gewerblichen Erkrankungen, sowohl den akuten als auch den chronischen weit voraus. Denn auch heute noch ist bei allen chronischen Gewerbekrankheiten die Prophylaxe die einzig wirksame Maßnahme, so bei der Bleivergiftung, dem Anilismus, der Hg-Vergiftung und allen anderen; eine spezifische Therapie gibt es bei keiner.

Es ist zu hoffen, daß das jetzt geltende Gesetz über die Berufskrankheiten auch auf die übrigen gewerblich bedingten Ekzeme ausgedehnt wird. Dann tritt die versicherungsrechtliche Frage nach der auslösenden Ursache etwas in den Hintergrund. Aber vom sozialhygienischen und allgemein ärztlichen Standpunkt aus wird die Aufdeckung der auslösenden Ursache immer noch das A und O der ärztlichen Kunst bleiben. Denn nur dann, wenn die Ursache erkannt ist, kann man an eine spezifische Desensibilisierung denken und nur dann ist auch eine wirksame Prophylaxe möglich.

Die Prophylaxe, der Schutz vor Sensibilisierung und vor Erkrankung, ist, solange wir praktisch auf die rein symptomatische Therapie angewiesen sind, auch bei den gewerblichen Ekzemen zweifellos die wichtigste Maßnahme.

Bei jeder Prophylaxe gewerblicher Ekzeme muß man zweierlei unterscheiden: Erstens die Eliminierung von vornherein ungeeigneten Personen und zweitens die Verhütung von Sensibilisierungen während der Arbeit.

Im ersteren Falle würde es sich also darum handeln, solche Individuen, welche bereits vor der Einstellung gegen die hauptsächlichen ekzematogenen Substanzen des gewählten Berufes überempfindlich sind, zu erfassen, auszusondern und ihnen eine geeignetere Tätigkeit zu empfehlen. Derartige Maßnahmen sind ja seit langer Zeit bei der Arbeitsaufnahme in gewissen gefährdeten Bleibetrieben und in solchen, in denen Nitro- und Aminokörper dargestellt werden, vorgeschrieben, und einige Autoren haben, wie auch ich, eine derartige Anregung auch hinsichtlich der Verhütung gewerblicher Ekzeme schon früher gegeben. Aber ich glaube heute, daß die Verwertbarkeit einer funktionellen Hautprüfung bei Neueinzustellenden besonders schwierig ist. Auf der einen Seite werden im allgemeinen Ekzematiker, die vielfach polyvalent überempfindlich sind, sowieso nicht in solchen Berufen angenommen, in denen erfahrungsgemäß Ekzeme häufig vorkommen, und auf der anderen Seite kann nach meinen Erfahrungen unter Umständen ein Mensch, der sich bei einer Hautprüfung als überempfindlich gegen eine bestimmte Substanz erwiesen hat, mit ihr zum mindesten lange Zeit arbeiten, ohne daß er ekzematös erkrankt. So habe ich verschiedene Leipziger Ursolarbeiter gesehen, die wohl auf den 24stündigen Kontakt mit einer als Reizprobe aufgelegten 2%igen Ursolvaseline mit einer zum Teil erheblichen Überempfindlichkeitsreaktion antworteten, die aber weder früher an einem Ekzem gelitten hatten, obwohl sie seit Jahren mit Ursol sogar färbten und die auch noch nach einem Jahr trotz gleicher Arbeit ekzemfrei geblieben waren (besonders vorsichtige Arbeiter oder lokale Desensibilisierung an den exponierten Stellen ?).

Die größte Schwierigkeit aber liegt darin, daß wir noch nicht wissen, ob durch eine Prüfung der Hautüberempfindlichkeit bei Neueinzustellenden diejenigen oder auch nur ein Teil von ihnen aufgedeckt würde, die sich später im Beruf als sensibiliert erweisen. Es liegt aber jedenfalls nahe, anzunehmen, daß der Erfolg solcher Untersuchungen zum mindesten ein unzureichender sein wird, da wir wissen, daß in der weitaus größten Zahl die Überempfindlichkeit erst durch den Kontakt mit der Noxe erworben wird, während die primäre Überempfindlichkeit doch sehr selten ist. Das sehen wir immer wieder auch bei den beruflichen Ekzemerkrankungen. So konnte ich feststellen, daß nur ganz wenige der hautgesunden Menschen, die niemals mit Ursol oder Bichromat in Berührung gekommen sind, gegen diese beiden Stoffe spezifisch überempfindlich sind, und daß selbst die unspezifisch auf Ursol oder Bichromat reagierenden Ekzematiker um ein Vielfaches seltener sind als die im Ursolbetrieb oder bei der Bichromatarbeit Sensibilisierten. Das gleiche sah man ja früher bei den Quecksilberdermatitiden während Schmierkuren (ich führe gerade dieses Beispiel an, weil hierbei die Einwirkungsart der Noxe der funktionellen Hauptprüfung am nächsten kommt), wobei eine Überempfindlichkeit in der überwiegenden Mehrzahl der beobachteten Fälle erst im Laufe der Behandlung auftrat.

So würde sich denn der Erfolg einer derartigen Prophylaxe beschränken auf die Erfassung der primär Überempfindlichen und der anscheinend normalen und noch nie erkrankten Menschen, die „eine empfindliche Haut" haben (potentielle Ekzematiker nach Bloch, doch vgl. das oben über die überempfindlichen und trotzdem noch nie erkrankten Ursolarbeiter Mitgeteilte), sowie der in früheren Berufen (oder auch außerberuflich) spezifisch oder polyvalent Sensibilisierten. Das sind aber im Verhältnis zu den im Beruf selbst Sensibilisierten mit sehr großer Wahrscheinlichkeit nur verschwindend wenige. Trotz solcher Bedenken wäre es zur Klärung dieser wichtigen Frage allerdings von erheblicher Bedeutung, wenn in verschiedenen Berufen, in welchen Ekzeme häufiger als in anderen beobachtet werden, eine gewisse Zeit hindurch alle neu Einzustellenden mit den für diesen Beruf als Ekzemauslöser charakteristischen Substanzen geprüft und ihr weiteres Schicksal beobachtet würde, um auf diese Weise statistisch festzustellen, in welchem Verhältnis die im Beruf Sensibilisierten zu denen stehen, die es vor der Einstellungsuntersuchung schon waren.

Die zweite Aufgabe der Prophylaxe ist die Vermeidung von Sensibilisierungen innerhalb des Berufes. Hierzu ist vor allem die strikte Befolgung mehr technischer, gewerbehygienischer Maßnahmen von wesentlichster Bedeutung. Die direkte Berührung mit allen Stoffen, von denen eine ausgeprägte ekzematogene Wirkung bekannt ist, soll soweit es irgend geht vermieden werden. Man muß sich hüten, mit den ungeschützten Händen in Lösungen einzutauchen, um umzurühren, um die Temperatur festzustellen, um Gegenstände herauszuholen, wenn all dies ebenso gut mit Stäben, Thermometern und Zangen möglich ist. Es sollten Pinsel mit Stiel statt einfacher feuchter Lappen gebraucht werden, kurz, wo immer es mit der Arbeit vereinbar ist, muß ein Zwischenglied zwischen Hand und schädlicher Substanz eingeschaltet werden. Ein besonders wichtiger Schutz sind Gummihandschuhe. Sie sind zwar sowohl bei den Arbeitgebern als auch bei den Arbeitnehmern nicht besonders beliebt, denn sie sind teuer, halten meist nicht lange, der Träger schwitzt leicht darunter und hat vor allem kein so feines Gefühl in den Fingern, da meistens recht dicke Handschuhe getragen werden müssen. Trotz alledem sind sie oft nicht zu vermeiden. Lederhandschuhe können nur da von Nutzen sein, wo es sich um trockene Substanzen, Pulver, Kristalle u. ä. handelt; alle Lösungen hingegen saugen sich in das Leder ein, und das ekzemauslösende Agens kann dann durch die infolge des Schwitzens aufgelockerte Hornschicht um so leichter eindringen. Das sind nur einige Beispiele, denn Vorsichtsmaßnahmen lassen sich nicht generell und vom grünen Tisch aus geben; man muß den Betrieb selbst kennen, um nach seinen Besonderheiten die wirksamste prophylaktische Methode auszuwählen.

Weiterhin sind Verletzungen der exponierten Körperstellen tunlichst zu vermeiden. Ich habe schon betont, daß man an der Bedeutung solcher Hautverletzungen für die Sensibilisierung nicht zweifeln kann, weil ein zeitlicher Zusammenhang zwischen beiden zu oft beobachtet wird. Jede kleinste Wunde an den Händen bei Arbeitern, namentlich in ekzemgefährdeten Betrieben, muß beachtet und vor wie nach der Arbeit vom Betriebssanitäter sorgfältig verbunden werden. Dieses Verfahren, das z. B. in verschiedenen Chrombetrieben zur Verhütung der Chromgeschwüre obligatorisch ist, könnte zweifelsohne Sensibilisierungen in einem hohen Prozentsatz verhüten.

Gründliches und häufiges Waschen und nachheriges Einfetten der Hände gewährleistet einen äußerst wirksamen Schutz. Aus amerikanischen Fabriken, in denen das Waschen und Einfetten unter der Aufsicht eines Vorarbeiters vorgenommen werden muß, hat man berichtet, daß die anfangs hohe Ekzemmorbidität allein durch diese Maßnahme auf Null gesunken sei. Es ist interessant, wie systematisch diese Maßregeln durchgeführt werden: vor Arbeitsbeginn muß jeder Arbeiter die Hände waschen und mit Lanolin einfetten und vor und nach der ersten Frühstückspause, der Mittagspause und nach Arbeitsschluß diese Prozedur wiederholen. Auch die Art der Reinigung spielt hierbei eine große Rolle. Ölschmutz kann in jedem Falle durch genügendes Seifen in warmem Wasser entfernt werden. Aber das dauert dem Arbeiter nach Arbeitsschluß meist viel zu lange (oder es ist nicht genügend Seife vorhanden!), und so säubert er sich viel schneller und leichter mit dem Putzbenzin, dem Putzpetroleum und Terpentin. Daß hierzu meist technische und verschmutzte Produkte verwendet werden, die an sich oft hautreizende, ekzematogene Eigenschaften besitzen, liegt auf der Hand. Wir sehen immer wieder, daß diese unzweckmäßige Händereinigung die Ursache von Ekzemen ist bei Druckern, Maschinenarbeitern, Chauffeuren u. ä.

Die Händereinigung in den Färbereien macht immer viel Sorge, denn hier läßt sich die Anwendung chlorhaltiger Reinigungsmittel, wie Chlorkalk und Chlorlauge, angeblich nicht vermeiden. Beide führen sehr leicht zu äußerst unangenehmen Schweißhänden und (im Anschluß daran?) zu Hypochlorit- und Chlorkalkekzemen, die namentlich dann gehäuft auftreten, wenn die Reinigung unzweckmäßig geschieht. So sieht man immer wieder Betriebe, in welchen einfach eine Schüssel unzerkleinerten Chlorkalks in die Waschräume gestellt wird; die

Arbeiter reiben sich dann die Hände — dazu meist noch kräftig — einfach mit einem festen Stück Chlorkalk unter der Wasserleitung ab. Die Industrie hat sich mit dieser Frage schon lange beschäftigt. Manchmal genügt die Chlorlauge, die nach der Floretschen Vorschrift folgendermaßen bereitet wird: Auf 1 Liter Wasser kommen 63 g unterchlorigsaures Natron, 50 g Kochsalz, 15 g Ätznatron (stark alkalische Chlorlauge nach Prof. Grewe), dazu fügt man Salzsäure, und zwar so viel, daß auf 100 Liter dieser Chlorlauge 4 Liter der Salzsäure kommen. In geeigneten Fällen kann man diese Mischung auch 3—4fach mit Wasser verdünnen. Aber dieses Entfärbungsmittel genügt scheinbar nicht immer, so daß dann zum Chlorkalk gegriffen wird. Um auch seine Schädlichkeit auf ein Minimum zu reduzieren, hat man verschiedene Rezepte angegeben, von denen sich das folgende, vom staatlichen Gewerbeaufsichtsamt in Leipzig namentlich für die Ursolarbeiter angegebene, besonders bewährt haben soll: 1250 g Chlorkalk, 1250 g kalzinierte Soda, 4000 g Schlämmkreide werden mit 350 g Wasser zu einem Brei angerührt. Hiermit werden die Hände behandelt, dann mit reichlich Wasser abgespült und sofort mit einer 10% Lösung von Natriumthiosulfat gewaschen; durch letztere wird der Chlorkalk reduziert und unschädlich gemacht. Statt des Natriumthiosulfats kann auch die billigere Bisulfitlösung (10—40%) verwendet werden. Es ist zu beachten, daß diese Nachwaschung auch bei der oben beschriebenen Chlorlauge unbedingt notwendig ist. Einer der Hauptgründe für das Entstehen von Chlorkalkekzemen liegt zweifellos darin, daß eine Nachwaschung mit Thiosulfatlösung oder Bisulfitlauge aus Unkenntnis oder Bequemlichkeit unterbleibt. Es muß daher immer wieder von neuem auf die Wichtigkeit dieser Maßnahme mit allem Nachdruck hingewiesen werden.

Mit dem Hinstellen solcher zurechtgemachter Reinigungsmittel ist aber meistens noch nicht viel gedient. Es wäre erwünscht, daß überall ein Vorarbeiter bei der Händereinigung die Aufsicht führt und dafür sorgt, daß sie sachgemäß durchgeführt wird.

Die Natriumthiosulfat- und Bisulfitlösung macht nicht nur Chlorkalk und Hypochlorit unschädlich, sondern auch eine ganze Reihe anderer hochoxydierter Substanzen. So ist es eine bekannte Tatsache, daß bei den Bichromatarbeitern das Eintauchen der Hände in 5—10% saure Bisulfitlösung Ekzeme verhütet. Auch bei den Photographen schützt dieses Verfahren häufig vor Entwicklerekzemen oder Rezidiven, weil das Bisulfit die Oxydation des an den Händen zurückgebliebenen Entwicklers zu den schädlichen Oxydationsprodukten verhindert.

Sollte Bisulfit oder Natriumthiosulfat nicht vertragen werden, dann kann man einen Versuch machen mit Hydrosulfit oder irgendeinem Körper aus der Gruppe des Hyraldits. Diese Reduktionsmittel sind außerordentlich wirksam und haben sich auch als alleiniges Hilfsmittel bei einer ganzen Reihe von Farbstoffen zur Händereinigung bewährt; ich selbst gebrauche seit langem zum Reinigen der Hände bei Ursolarbeiten derartige Reduktionsmittel mit gutem Erfolg und habe sie auch bei den Ursolarbeitern in Leipzig empfohlen. Auf dem Weltpelzkongreß in Leipzig wurde die praktische Anwendbarkeit dieser Methode vollauf bestätigt. Allerdings sind diese Reduktionsmittel zur Zeit wenigstens noch durchweg teurer als Chlorkalk. Da aber ihre Unschädlichkeit erwiesen ist, sollte man ihre obligatorische Einführung überall da erwägen, wo sie den Chlorkalk ersetzen können.

Zum Schluß verdient noch ein ganz anderer Weg einer wirksamen Prophylaxe gewerblicher Ekzeme Erwähnung, der von englischer und amerikanischer Seite eingeschlagen wurde, nämlich, wie ich es nennen möchte, das Prinzip der zeitlich begrenzten Exposition. Als Illustration möge das Vorgehen dienen, das Ruxton während des Krieges in einer englischen Munitionsfabrik eingeführt hat. Ruxton fand, daß bei einer bestimmten Arbeit mit dem als Sprengstoff verwendeten Tetryl Ekzeme meist in der zweiten Woche nach Arbeitsbeginn auftraten. Er veranlaßte nun, daß die Arbeiterinnen, welche diese Arbeit verrichteten, nach Ablauf der ersten Woche in einen anderen Teil des Betriebes versetzt wurden und hier andere Arbeit bekamen, d. h. also nach einer Zeit, die kürzer war als die Inkubationszeit des Ekzems. Auf diese Weise wurde ein schichtweiser Turnus eingeführt, und erst nach Ablauf mehrerer Wochen kehrten die ersten Arbeiterinnen in den Tetrylraum zurück. Die gleiche Prophylaxe soll auch in gewissen amerikanischen Konservenfabriken, in welchen Ekzeme ebenfalls meist nach einer bekannten Inkubationszeit auftreten, eingeführt sein. In allen Fällen ist nach den Berichten der Fabrikinspektoren die Morbidität ganz erheblich gesunken. Nun ist allerdings eine derartige Methode im normalen Friedensbetrieb, wo jeder Arbeiter mehr oder weniger Spezialist ist, zu teuer oder nur sehr selten durchzuführen. Trotzdem sollte man an dieses ebenso wirkungsvolle wie einfache Verfahren natürlich unter Innehaltung aller anderen Vorsichtsmaßregeln immer denken und es da anwenden, wo es angebracht und durchführbar ist. Theoretisch sind diese Ergebnisse auch deshalb interessant, weil sie uns deutlich die Unterschiede vor Augen führen zwischen einer bereits manifesten Idiosynkrasie, die ja in den meisten Fällen bei der Wiederaufnahme der Arbeit zu Rezidiven führt und dieser noch unterschwelligen, latenten Idiosynkrasie (vorausgesetzt, daß in diesen Fällen kurzer Inkubationszeit diese mit der Sensibilierungsperiode identisch ist), die sich anscheinend wieder leicht zurückbilden kann, ohne bei dem erneuten Kontakt mit der Noxe schneller zu entstehen.

Zweiter Teil.

Die ätiologische Diagnose des Gewerbeekzems.

Wir haben gesehen, daß das akute und das chronische Gewerbeekzem in fast allen Fällen durch exogene Reize ausgelöst wird, es also dadurch entsteht, daß irgendeine gewerblich verwendete Substanz mit der Haut eines gegen diese Noxe überempfindlichen Menschen in Kontakt kommt. Für die Auffindung der Schädlichkeit ist es nun gleichgültig, ob die Überempfindlichkeit angeboren ist oder erst im Laufe der Tätigkeit erworben wurde, wie lange die Inkubationszeit dauerte, und ob disponierende Momente beim Entstehen der Überempfindlichkeit mitgewirkt haben. Von Bedeutung ist allein die Frage, ob sich diese Überempfindlichkeit auf die gesamte Haut erstreckt, oder ob sie nur auf die erkrankte Stelle beschränkt geblieben ist.

Das der ätiologischen Diagnosenstellung zugrunde liegende Prinzip ist folgendes: Wenn sich die Überempfindlichkeit auf die gesamte Hautdecke erstreckt, was erfahrungsgemäß sehr häufig zutrifft, dann wird die Substanz, gegen welche die Überempfindlichkeit eingestellt ist, wie bei der Arbeit im beruflichen Leben, so auch experimentell bei einem ausreichenden probatorischen Kontakt an der gesunden Haut (gesund, weil ohne manifeste Erscheinungen) eine Hautreizung in Form eines akuten Ekzems hervorrufen. Die Stärke dieses künstlich gesetzten Ekzems ist ebenso wie die unter natürlichen Bedingungen entstehende Erkrankung abhängig von der Stärke der bestehenden Überempfindlichkeit, von der Konzentration der geprüften Substanz und der Dauer der Einwirkung dieser Substanz.

Hierauf beruht das von Jadassohn angegebene und von ihm, Bloch und ihren Schülern systematisch ausgearbeitete Verfahren der funktionellen Hautprüfung — man hat dafür verschiedene Namen erfunden: Reizproben, Ekzemprobe, Läppchenprobe u. a. m.

Die Ausführung gestaltet sich folgendermaßen: Auf eine normale, also nicht erkrankte Hautstelle, welche weder bei den täglichen Verrichtungen noch während des Schlafes Reizungen durch Reiben oder Druck ausgesetzt ist, bringen wir eine kleine Menge der zu prüfenden Substanz und bedecken sie für 24 Stunden mit einem wasser- und luftdichten Verband. Nach dieser Zeit entfernen wir Verband und geprüfte Substanz und vergleichen die entstandene Hautreaktion a) mit der nicht behandelten gesunden Haut des Untersuchten und b) mit der gleichbehandelten Haut von gesunden Kontrollpersonen (letzteres nur dann, wenn man über das Verhalten der normalen Haut gegen die zu prüfende Substanz gar nichts weiß).

1. Hautstelle. Am besten geeignet zu den Prüfungen sind Brust,

Bauch und Rücken, die Innenseite und Seitenflächen der Oberarme und die Streck- und Innenseite der Oberschenkel. Ungeeignet sind meist die oberen Abschnitte der Brust (unterhalb der Schlüsselbeine) und des Rückens (oberhalb der Schulterblätter), Beugeseiten der Oberschenkel und die Unterarme, weil diese Körpergegenden meist besonders stark dem Druck von Kleidern ausgesetzt sind und beim Sitzen und bei der Verrichtung von Arbeit besonders beansprucht sind. Bei Frauen sollte die Prüfung an den unbedeckten Teilen der Brust und des Rückens (dem „Kleiderausschnitt") wenn irgend möglich vermieden werden. Die evtl. notwendigen Kontrolluntersuchungen bei Gesunden (siehe später) sollen stets an den entsprechenden Hautstellen vorgenommen werden, weil die einzelnen Körpergegenden verschieden empfindlich sind (z. B. Streckseiten der Arme empfindlicher als Beugeseiten).

2. Die zu prüfenden Substanzen sind ganz verschiedenster Natur: lösliche und unlösliche Salze, Pulver, Lösungen, Fette, Öle, Pflanzen, Haare, Gewebe usf.

Unlösliche Substanzen kann man in der Regel unverändert oder wenn möglich fein pulverisiert und unverdünnt auflegen, am besten mit Wasser etwas angefeuchtet. So z. B. Stoffstückchen, Haare, Staub, Mehle, Mineralfarben, Erdproben, Kohle, abgekratzten Lack von Möbeln und anderen Gebrauchsgegenständen, Puder usw. In gewissen Fällen ist es auch notwendig, diese Stoffe mit Schweiß anzufeuchten, wenn sie besonders bei starkem Schwitzen reizen (Hutleder, Schweißblätter, Gummikragen usw.) oder statt dessen mit n/100 Salzsäure, da gelegentlich erst durch Säureeinwirkung die schädlichen Stoffe freigemacht werden.

Gewisse, in gewöhnlichem Wasser unlösliche Stoffe, wie z. B. Alkaloidbasen oder organische Säuren, können durch Säuren oder Laugen, und zwar diese in einer Konzentration, die normalerweise nicht reizt (s. Tabelle am Schluß), in Lösung gebracht werden; man prüft sie auf diese Weise in der sauren oder alkalischen Lösung; gleichzeitig muß aber dann auch eine Probe mit dem Lösungsmittel selbst vorgenommen werden. Manche saure und basische organische Chemikalien werden gewöhnlich als Salze geliefert, weil sie als solche stabiler sind; bei der technischen Verwendung aber kommen sie als freie Säuren oder Basen mit der Haut in Berührung. Da stark dissoziierte Salze vielfach nicht reizen, weil sie nicht oder nur sehr wenig in die Haut eindringen können, muß man derartige Stoffe ebenfalls durch Säuren oder Laugen von nicht reizender Konzentration neutralisieren und so prüfen. Hierzu eignen sich am besten Sodalösung und Salzsäure.

Fettlösliche Substanzen löst bzw. verdünnt man am besten in frischem Olivenöl oder reibt sie in weißer amerikanischer Vaseline bester Sorte an: so z. B. Farbbasen, Terpentin, Kohlenwasserstoffe, Benzol und Homologe, Schmieröle. Als ausgezeichnetes Lösungsmittel für sehr viele fett-, alkohol- und acetonlösliche Substanzen hat sich mir der Buttersäure-Amylester bewährt. Dieser stellt eine wasserklare, leicht bewegliche, sehr angenehm riechende Flüssigkeit dar, die erst um 200° siedet, für die Haut nicht primärtoxisch ist und soweit ich bisher wenigstens gesehen habe, auch bei wiederholtem Auflegen auf die gleiche Hautstelle keine Sensibilisierung herbeiführt.

Bei besonders empfindlichen, stark polyvalenten Patienten muß man auch die Salbengrundlage und das Verdünnungsmittel prüfen; denn es kann vorkommen, daß bei dem einen oder anderen nicht mehr ganz einwandfreies (ranziges) Olivenöl, oder auch die reinste Salbengrundlage reizt und dann zu Fehlschlüssen Veranlassung gibt.

Bei der Prüfung auf eine Überempfindlichkeit gegen strahlende Energie, z. B. gegen ultraviolettes Licht, vergleicht man den Erfolg verschieden abgestufter (zum Teil unterschwelliger) Dosen, darunter auch die normale Erythemdosis, beim zu Untersuchenden mit den Reaktionen, die unter den ganz gleichen Bedingungen (Zeit, Abstand, Lampenstärke) beim Normalempfindlichen auftreten. Da die einzelnen Lampen an sich und je nach der Brenndauer verschiedene Intensität besitzen, lassen sich hier keine Normalwerte aufstellen.

3. Methodik. Die zu prüfende Substanz, Salbe, Lösung, wird auf ein quadratisches Mulläppchen (3—4 Lagen Mull) oder ein Stückchen Lint von etwa 1,3 mal 1,3 cm Größe aufgetragen. Hierzu nimmt man etwa 0,2 ccm einer Lösung oder ein etwa erbsengroßes Stückchen Salbe. Bei festen Stoffen (Pulver, Gewebe, Haare, Pflanzen usf.) genügt ebenfalls ein entsprechendes kleines Quantum. Es ist notwendig, daß man die Mengen bzw. Größen immer gleich wählt; denn wie wir bereits in den theoretischen Ausführungen gesehen haben, ist die Quantität der zur Einwirkung kommenden Substanzen von wesentlicher Bedeutung für die Stärke der entstehenden Hautreaktion. Über dieses mit Substanz beschickte Läppchen legt man ein Stückchen wasserdichten Stoffes: Billrothbattist, Guttapercha oder, was sich als ganz besonders gut erwiesen hat, dünne Zellophanhaut, die in jeder Papierhandlung erhältlich ist. Es ist wichtig, daß der wasserdichte Stoff das Mulläppchen überall um etwa $^1/_2$—1 cm überragt, damit dieses vollständig überdeckt ist. Über diesen luftdichten Abschluß wird ein Stück Heftpflaster geklebt, genügend groß, daß ringsherum ein völliger Abschluß erreicht und ausreichender Halt auf der Haut gewährleistet wird, damit das Pflaster während 24 Stunden auch bei Bewegungen des zu Prüfenden nicht verrutscht oder abfällt. Gelegentlich ist es erforderlich, diese Pflaster nochmals, etwa durch kreuzweise darübergeklebte Pflasterstreifen, zu sichern.

Nicht alle im Handel befindlichen Pflaster sind trotz guten Klebevermögens für diese Reizproben gleich geeignet. Einige Sorten reizen die Haut sehr häufig, und es ist dann meist schwer, gelegentlich sogar unmöglich, zu erkennen, ob nur eine entzündliche, 24 Stunden und länger bestehen bleibende Pflasterreizung oder auch gleichzeitig eine Reaktion durch den geprüften Stoff entstanden ist. Verhältnismäßig selten, selbst bei Überempfindlichkeit gegen eine ganze Reihe von Pflastern, reizen nach unseren Erfahrungen Bonnaplast und Helfoplast.

Das Zurechtschneiden der Pflaster ist namentlich für Reihenuntersuchungen zeitraubend. Es gibt unter dem Namen „Bonnatest" im Handel ein bereits zurechtgeschnittenes und mit einer zentralen Zellophanschicht belegtes Pflaster, das sich uns namentlich bei größeren Versuchsserien sehr gut bewährt hat. (Hersteller: Vulnoplast-Lakemeier A. G. Bonn.)

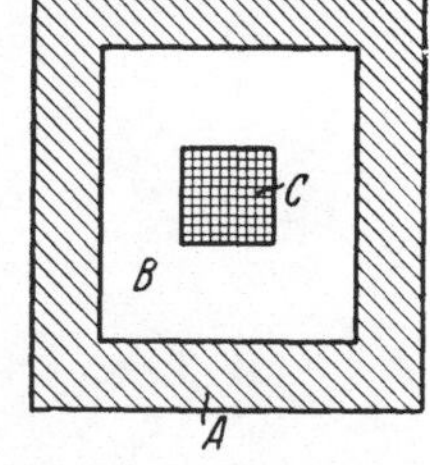

Abb. 1: *A* = Heftpflaster (Klebeseite). *B* = Wasserdichter Stoff (Billrothbattist, Impermeabel, Guttapercha, Zellophan). *C* = Mullstückchen, darauf die zu prüfende Substanz (Salbe, Lösung, feste Stoffe).

Natürlich kann man sich auch so helfen, daß man z. B. auf den Oberarm in ausreichendem Abstand 2, 3 Substanzen bringt, über jede ein Stückchen Mull und wasserdichten Stoff legt und dann über das Ganze einen allseitig abschließenden Heftpflasterstreifen zieht.

Es gibt Menschen, die überhaupt kein Pflaster vertragen, weil sie gegen alle überempfindlich sind. Hier ist es zweckmäßig, das Mulläppchen mit der Substanzprobe nur mit einem größeren Stückchen Billrothbattist oder Guttapercha zu bedecken und letzteres dann ringsherum mit Mastixlösung an der Haut zu befestigen. Wenn auch das nicht genügt, bleibt nichts anderes übrig, als über die luftdicht abgeschlossene Reizprobe eine Binde zu legen, dann am besten am Unter- oder Oberarm.

4. Dauer der Prüfung. Man nimmt das Pflaster mit der geprüften Substanz nach 24 Stunden ab und betrachtet den Erfolg, ohne zuvor die Pflasterreste mit Benzin oder Äther abzuwischen. In den meisten Fällen kann man dann sofort erkennen, ob die untersuchte Substanz eine Hautreizung verursacht hat oder nicht, namentlich dann, wenn es sich um einen stark überempfindlichen Patienten handelt. Häufig stellt sich aber gleich nach der Abnahme des Pflasters ein lebhaftes Erythem ein, das mit der oben erwähnten entzündlichen Pflasterreizung nichts zu tun hat, und das in der Regel nach etwa einer Stunde wieder abklingt. Man muß dann die Ablesung nach einer Stunde wiederholen. Wenn sich ein solches Pflastererythem aber mit einer echten entzündlichen Pflasterreizung kombiniert, oder wenn letztere allein vorhanden ist, kann man auch nach dieser Zeit noch keine sichere Entscheidung treffen. Dann ist es notwendig, den Patienten am nächsten Tag nochmals anzusehen. Wenn die Reaktion auf den zu prüfenden Stoff positiv ausgefallen ist und gleichzeitig eine Pflasterreizung besteht, bietet sich meist folgendes Bild: In der Mitte eine Entzündung, dann eine mehr oder weniger freie, nicht entzündete Zone, die umgeben ist vom Gebiet der Pflasterreizung, welch letztere auffälligerweise meist am distalen Rand stärker ausgeprägt zu sein pflegt als in den inneren Partien.

Ganz allgemein darf man sich mit einem einmaligen „Ablesen" der Reaktion nicht begnügen. Es gibt Patienten, bei welchen die positive Reaktion „verspätet" auftritt: bei der Abnahme des Pflasters erscheint die geprüfte Hautstelle ganz normal, aber nach 6—24 Stunden, zuweilen noch nach 3—9 Tagen entsteht an der Stelle, auf welche die Substanz eingewirkt hatte, eine Hautentzündung, „die Reaktion wird positiv", ohne daß in der Zwischenzeit irgendein erneuter Kontakt mit der

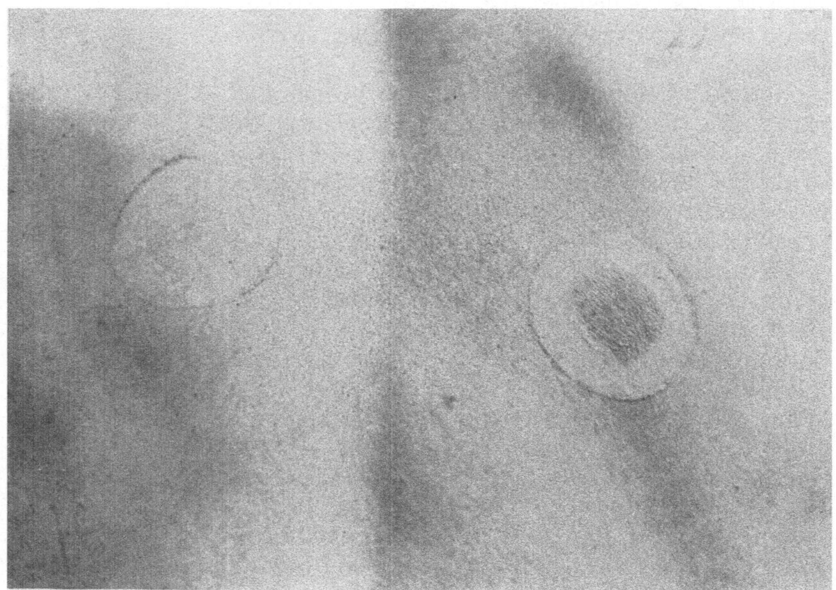

Abb. 2. Links: Negative Reaktion. — Rechts: Deutlich positive Reaktion mit Infiltration und Bläschenbildung.

Substanz stattgefunden hat. Das gelegentliche Auftreten von Spätreaktionen erst nach Tagen muß uns also veranlassen, auch negative Fälle noch einige Tage weiter zu beobachten.

Bei der Mehrzahl solcher verzögerter Reaktionen handelt es sich um noch wenig geklärte Spätmanifestationen einer bestehenden Überempfindlichkeit. Bei anderen aber, namentlich dann, wenn das Aufflammungsphänomen erst nach 9 Tagen eintritt, wird man an eine Sensibilisierung durch die aufgelegte Reizprobe denken müssen. Schon vor langer Zeit sind derartige Sensibilisierungen durch perkutane, einmalige Einwirkung gewisser Substanzen beobachtet worden, so z. B. von Quincke (Pflaster) und Erdmann und Tomascewski (Prüfung von Haarfärbemitteln der Ursolreihe), Jessner (Quecksilber und Sagrotan). Aber sie sind sicher sehr selten, und wir haben in Breslau trotz ausgedehntester Anwendung der Reizproben noch keine Sensibilisierungen bei der diagnostischen Anwendung gesehen. (Anders liegen die Verhältnisse allerdings bei den intradermalen Injektionen; hier können bei gewissen therapeutisch gebrauchten Substanzen durch eine einmalige Applikation in einem hohen Prozentsatz Sensibilisierungen beobachtet werden.) Jedenfalls besteht demnach keinerlei Gefahr, daß durch diagnostische Ekzemproben unerwünschte Sensibilisierungen eintreten, solange man sich streng an die hier gegebenen Anweisungen hinsichtlich der anzuwendenden Konzentrationen und der Prüfungsdauer hält.

Bei jeder Beurteilung von positiven Resultaten ist es besonders wichtig, außer der geprüften Stelle auch den Krankheitsherd zu beobachten. Denn ganz ebenso wie es auch durch die Tuberkulinreaktion bei Lungentuberkulose oder Lupus zu Herdreaktionen kommen kann, flammt zuweilen gleichzeitig mit der Lokalreaktion ein alter, abgeheilter Ekzemherd auf oder chronische Herde exazerbieren. Solche *Herdreaktionen* (Fernreaktionen!) sind *besonders beweisend* für einen ätiologischen Zusammenhang zwischen dem Ekzem und der geprüften Substanz; sie treten meist dann auf, wenn bei starker Überempfindlichkeit auch eine starke Lokalreaktion zustande kommt. Im Prinzip sollte man ebenso wie auch bei der probatorischen Tuberkulininjektion derartige Herdreaktionen vermeiden, weil sie die Arbeitsunfähigkeit verlängern; im allgemeinen wird man vielmehr bestrebt sein, die Prüfung so zu leiten, daß die *Hautreaktion* an der geprüften Stelle *deutlich, nicht aber übermäßig stark* ausfällt. Das kann man in manchen Fällen bei etwas Übung einrichten — später wird noch einiges darüber zu sagen sein.

Besonders wichtig sind die Kontrolluntersuchungen bei Hautgesunden, die — wie oben erwähnt — immer in der gleichen Weise wie bei dem zu Prüfenden vorzunehmen sind (also am besten gleichzeitig). Sie müssen bei allen Substanzen angestellt werden, die man noch nie geprüft hat, und bei denen man die Wirkung auf die normale Haut infolgedessen nicht kennt. Dahingegen erübrigen sie sich bei den in der Schlußtabelle angeführten Stoffen.

Die *Reaktionen*, welche sich nach einer Reizprobe bei einem Überempfindlichen einstellen, haben wir früher als *akutes Ekzem* charakterisiert. In manchen Fällen entsteht nur ein geringes, bereits 24 Stunden nach Abnahme der Probe nicht mehr sichtbares Erythem; eine derartige Reaktion ist im allgemeinen nicht zu verwerten, man muß vielmehr, falls möglich, eine weitere Prüfung mit einer höheren, nicht primär reizenden Konzentration vornehmen. Eindeutig sind die Resultate erst dann, wenn Schwellung und Infiltration zu dem Erythem hinzukommen. Die nächsthöhere Reaktionsstufe wird dargestellt durch eine vesikulöse Dermatitis auf meist stark gerötetem und infiltriertem Grund. Die Blasen können stecknadelkopf- bis erbsengroß sein, gelegentlich aber auch so groß wie das aufgelegte Mullstückchen. Das hängt ab von dem Grade der Überempfindlichkeit und der angewendeten Konzentration. Zuweilen kommt es auch zu kleinen, papulösen, follikulär angeordneten Effloreszenzen. Wir bezeichnen die einzelnen Reaktionsstufen durch Kreuze: (+) = schwaches Erythem, + = deutliches, lange anhaltendes Erythem, ++ = Infiltration, +++ und ++++ = vesikulöse Dermatitis mit Infiltration. *Bloch* unterscheidet die Grade mit Ziffern: I = einfache Rötung; II = Rötung, Schwellung, vereinzelte Knötchen; III = stärkere Rötung und Schwellung, Knötchen und vereinzelte Bläschen; IV = stark gerötet, mit Knötchen und Bläschen besetzt; V = hochgradige Entzündung mit massenhaft konfluierenden Bläschen, Nässen. Bei gewissen Substanzen aber entstehen sehr schnell große einkammerige, oft mit einem Hypopion versehene Blasen, ohne daß bei geringeren Konzentrationen oder geringeren Überempfindlichkeitsgraden (oder einige Stunden vor Auftreten der Blase) eine ödematöse Schwellung der geprüften Stelle voranzugehen braucht. Die entstehende Reaktion ähnelt dann etwa einer Blase nach Kantharidenpflaster. Eine solche Reaktionsart ist typisch für Terpentin, technische Lösungsmittel wie Benzin, Benzol und Homologe, gechlorte Kohlenwasserstoffe und ähnliche Substanzen. Diese Körper lösen im Gegensatz zu sehr vielen anderen chemischen Stoffen in geeigneter Konzentration außer der ekzematösen Spätreaktion auch bei Normalempfindlichen ein vorübergehendes Erythem aus, das wenige Minuten nach dem Auflegen des Pflasters auftritt, meist mit Brennen verbunden ist, aber nach kurzer Zeit, ohne daß man das Pflaster abzunehmen braucht, vorübergeht.

Ich möchte diesen Abschnitt nicht schließen, ohne zuvor noch auf die Wesensunterschiede zwischen der hier beschriebenen Ekzemprobe und der Skarifikationsprobe, dem „Test", wie sie z. B. bei Heufieber und Asthma angezeigt ist und gebraucht wird, einzugehen. Denn immer wieder wird auch zum Zwecke der Begutachtung bei Ekzematikern eine solche Skarifikations-sofort-reaktion angestellt, die dann meist negativ verläuft, und aus der allein gelegentlich der falsche Schluß gezogen wird, die auf diese Weise geprüfte Substanz könne nicht Ursache des geprüften Ekzems sein.

Bei den hier besprochenen Hautfunktionsprüfungen, den Ekzemproben, wird der zu prüfende Stoff auf die unverletzte Haut gebracht und dringt durch die Hornschicht oder die Drüsenöffnungen in die Haut ein. Das Eindringen kann man erleichtern, indem man vor Auflegen der Probe die Hornschicht etwa mit Glaspapier oder einem Skalpell abschabt. Die bei der Ekzemreizprobe entstehende Hautreaktion ist ein künstlich gesetztes Ekzem, das sich ebenso wie das natürlich entstehende entsprechend seinen pathobiologischen Grundlagen nur allmählich im Verlaufe mehrerer Stunden bei länger dauerndem Kontakt zwischen den empfindlichen Epidermiszellen und dem schädlichen Agens einstellen kann. Bis zur Entwicklung einer entzündlichen Hautreizung, also einer positiven Reaktion, vergehen daher mindestens einige Stunden, während welcher die Haut in dauerndem Kontakt mit der geprüften Substanz gehalten wird und die Entzündung alle die Stadien durchläuft, die den ersten sichtbaren Erscheinungen vorausgehen: Flüssigkeitsansammlung zwischen den Zellen, Spongiose, die ersten Anfänge der intraepidermidalen Bläschen, die Auswanderung der Leukozyten. Daher ist die bei der Reizprobe, der funktionellen Ekzemprobe, entstehende Reaktion eine Spätreaktion, eine Reaktion des epidermidalen Gewebes mit langsamer Entwicklung und nur allmählicher, oft erst nach Tagen abgeschlossener Rückbildung.

Ganz andere Bedingungen liegen dem Phänomen der Skarifikationsprobe zugrunde: sie beruht nicht auf einer Reaktionsfähigkeit der epidermidalen, sondern des bindegewebig-vaskulären Apparates, und es handelt sich um schnell entstehende und schnell vorübergehende also passagere Funktionsanomalien; sie ist also eine Sofortreaktion. Ihr klinisches, natürlicherweise vorkommendes Vorbild ist das flüchtige Erythem und die Urtika, die Quaddel: Gefäßerweiterungen und Flüssigkeitsaustritt ins Gewebe, ohne daß es wie bei Ekzem zu histologisch deutlich charakterisierbaren Gewebsveränderungen kommt. Zu der Sofortreaktion wird auf einem oberflächlichen „Impfstrich" ein Tropfen der zu prüfenden Lösung aufgetragen; die typische Reaktion entsteht schon nach einigen Minuten, hat ihren Höhepunkt bereits nach 10—20 Minuten erreicht, und in einer Stunde längstens ist in der überwiegenden Mehrzahl der Fälle an der geprüften Stelle außer der Läsion nichts mehr zu sehen. Statt der Skarifikationsprobe wird auch die intradermale Injektion angewendet, die in der Regel empfindlicher als die erstere ist, prinzipiell aber auf den gleichen Grundlagen beruht. Eine positive Sofortreaktion ist charakteristisch für die allergischen Erkrankungen des Respirationstraktes und der Schleimhäute, sowie für die urtikariellen Allergien (auf die Details kann ich hier nicht eingehen), weil es sich bei diesen Reaktionstypen der Idiosynkrasie um Mitbeteiligung oder spezifische Überempfindlichkeit des bindegewebig-vakulären Apparates handelt.

Bei dem Lichen Vidal disseminatus scheint ebenfalls, zum mindesten bei einem gewissen Teil und namentlich den mit Asthma kombinierten Fällen eine derartige bindegewebig-vaskuläre Überempfindlichkeit zu bestehen, häufig aber gleichzeitig auch eine solche des epidermidalen Apparates; verläuft also eine Gewerbedermatose unter diesem klinischen Bild, dann kann die Skarifikationsprobe unter Umständen eine wichtige Ergänzung der „Reizproben" sein.

Für das Gros der Ekzeme aber ist die Skarifikationsprobe in keiner Weise als adäquates Diagnostikum zu betrachten, denn bei ihnen erweist sich der bindegewebig-vaskuläre Anteil der Haut fast stets intakt. Nach unseren Erfahrungen findet man nur bei ganz wenigen Ekzemen auch eine positive Sofortreaktion mit dem schädlichen Agens, wobei es aber keineswegs erwiesen ist, ob die gleichzeitig bestehende Überempfindlichkeit des Bindegewebes und der Gefäße irgendeine Rolle bei der Entstehung des Ekzems spielt. Auf jeden Fall kann man mit einer solchen Skarifikationssofortprobe nach den vorliegenden Erfahrungen bei den Gewerbeekzemen nichts anfangen.

Im folgenden bringe ich einige typische Beispiele für die Vornahme und Bewertung der Ekzemproben bei gewerblichen Ekzemen, da sie besser als alle theoretischen Ausführungen die Anwendung in der Praxis erläutern.

Wir sollen bei einem Tischler, der seit einiger Zeit an einem chronischen Ekzem der Hände leidet, die Ursache dieses Leidens feststellen.

Bei der Aufnahme der Vorgeschichte erfahren wir, daß er jahrelang in einer Möbelfabrik Eichen- und Fichtenholz zurechtgemacht hat, ohne jemals hautkrank geworden zu sein. Eines Tages wurde er in eine andere Abteilung versetzt, in welcher er Teakholz, ein exotisches Holz, zur Bearbeitung bekam, im speziellen mußte er das fertiggestellte Holz glätten, beizen und dann polieren. Nach kurzer Zeit entwickelte sich ein akutes Ekzem zunächst an der einen Hand, das sich allmählich ausbreitete und auf die andere Hand übergriff.

Der Patient ist also in dem neuen Betrieb mit Teakholz, Beize und Politur zum ersten Male in Berührung gekommen, und man kann zunächst nicht entscheiden, durch welche der drei Substanzen das Ekzem ausgelöst wurde.

Wir legen ihm auf die gesunde Haut des Rückens oder des Bauches Reizproben auf, und zwar eine mit Teakholzmehl (die Substanzen lassen wir uns aus seinem Betrieb mitbringen oder durch seine Arbeitsstelle zuschicken), eine mit seiner Beizlösung, die wir eventuell je nach ihrer Zusammensetzung vorher verdünnen müssen — darüber später —, und schließlich eine mit der Politur. Wir machen den Patienten darauf aufmerksam, daß möglicherweise eine der drei Pflasterstellen nach einiger Zeit zu jucken beginnt. Er soll zunächst versuchen, das Pflaster zu behalten, soll es aber, wenn der Juckreiz oder das Brennen zu stark wird, abnehmen und baldmöglichst zu uns kommen. Falls er an den Pflasterstellen gar nichts oder nur ein geringes Juckgefühl bemerkt, entfernen wir die Pflaster nach 24 Stunden. Wir finden an den Stellen, an welchen Beize und Politur gelegen haben, keinerlei Hautreizung; hingegen ist an der Hautstelle, auf welcher das Teakholzmehl einwirkte, Rötung, Schwellung und Bläschenbildung zu sehen. Da wir wissen, daß beim hautgesunden, nicht überempfindlichen Menschen Teakholzmehl in der beschriebenen Weise einwirkend, keine Reizerscheinung hervorruft, erkennen wir aus dieser Reaktion, daß unser Tischler gegen das Teakholz (stark) überempfindlich ist und können mit einer an Sicherheit grenzenden Wahrscheinlichkeit aussagen, daß sein Ekzem durch das Teakholz hervorgerufen wurde.

Ein anderes Beispiel: Ein Meister in einer Hutfabrik ist an einem Ekzem des Gesichts und der Hände erkrankt und gibt bei der Untersuchung an, daß er das Leiden etwa zu der Zeit bekommen habe, als er eine neue Litzensteife anwenden mußte. Bei einer funktionellen Hautprüfung stellen wir fest, daß diese Litzensteife bei ihm im Gegensatz zu Kontrollen eine sehr deutliche Hautreizung verursacht. Damit hat man die Ursache seines Ekzems mit großer Wahrscheinlichkeit eruiert bzw. seine Vermutung bestätigt und wird ihm also raten, in Zukunft nicht mehr mit Litzensteife zu arbeiten. Darauf erklärt er, daß das ganz unmöglich sei, weil er eine Litzensteife nicht entbehren könne. Infolgedessen prüfen wir bei ihm eine Anzahl anderer im Handel befindlicher Steifen, und da die Zusammensetzung der von den einzelnen Fabriken gelieferten Produkte verschieden ist, finden wir eine oder mehrere, welche bei ihm keine Reaktion bei der Prüfung mittels der Reizprobe auslösen. Diese bei ihm nichtreizenden Steifen kann er benützen, ohne daß sie ihm schaden.

Bei diesem Beispiel hat uns die genaue Zusammensetzung der schädlichen Substanz nicht weiter interessiert. Es kommt aber häufig vor, daß man feststellen muß, welcher Bestandteil einer im speziellen Falle hautreizenden Substanz für das Ekzem verantwortlich ist; das trifft vor allem dann zu, wenn es sich um versicherungstechnische Fragen handelt.

Beispiel: Wir haben durch Reizproben festgestellt, daß bei einem Patienten das Ekzem durch ein technisches Lösungsmittel hervorgerufen wurde, denn er zeigte im Gegensatz zu Kontrollen bei der Prüfung mit einer geeigneten Verdünnung dieses Lösungsmittels eine positive Hautreaktion. Es wird uns die Frage gestellt, ob das Ekzem durch eine der in der Verordnung aufgeführten Substanzen ausgelöst worden ist. Wir erfahren entweder vom Patienten oder durch seinen Arbeitgeber oder nach Anfrage durch die chemische Fabrik, welche das Lösungsmittel herstellt (oder auch vom gewerbehygienischen Laboratorium des Reichsgesundheitsamtes, das eine besondere Untersuchungsstelle für technische Lösungsmittel eingerichtet hat), daß es ein Gemisch von Benzin, Benzol und Azeton sei. Wenn sich herausstellt, daß der Patient gegen Benzol überempfindlich ist, dann fällt sein Ekzem unter die Verordnung, ist er aber z. B. gegen das Azeton überempfindlich, dann hat er (infolge der Unzulänglichkeit der Verordnung) keinerlei Anspruch auf Leistungen vonseiten der Unfallversicherung.

Wir prüfen also den Patienten mit Benzol, Benzin und Azeton in den weiter unten angegebenen Konzentrationen und machen unser Urteil abhängig vom Ausfall dieser Proben.

Alle bisher angeführten Fälle sind hinsichtlich der ätiologischen Diagnose unkompliziert, weil bei ihnen nur wenige Substanzen als Ursache der Ekzeme in Frage kamen. Noch leichter ist die Auffindung der Noxe naturgemäß dann, wenn ganz kurze Zeit nach der ersten Berührung mit einer früher noch niemals gebrauchten Substanz ein akutes Ekzem aufgetreten ist. Man könnte der Ansicht sein, daß hier eine Prüfung gar nicht mehr notwendig sei, da doch die Anamnese mit genügender Sicherheit die Noxe erkennen lasse. Das stimmt aber nicht, denn eine scheinbar absolut zuverlässige Anamnese kann insbesondere bei gewerblichen Krankheiten falsch sein, da nur sehr wenige Kranke alle die Substanzen kennen, mit denen sie zu tun haben. Nur durch die Hautprüfung ist es möglich, ein Urteil mit der auch für gutachtliche Äußerungen erforderlichen Genauigkeit zu fällen.

In der Regel liegen die zu prüfenden Fälle wesentlich komplizierter. Denn gewöhnlich erkranken, wie wir früher sahen, solche Menschen an Gewerbeekzemen, die längere Zeit hindurch, Monate und oft Jahre lang die gleiche Tätigkeit ausüben konnten; je verschiedenartiger und zahlreicher nun die Substanzen sind, mit denen der zu Untersuchende im Laufe seiner Arbeit in Kontakt kommt, um so unsicherer wird ein Schluß aus der Anamnese. Unter solchen Umständen ist es wichtig, sich vor allem über diejenigen Substanzen zu orientieren, welche kurze Zeit vor Ausbruch des Ekzems in den Arbeitsbereich des Erkrankten gekommen sind, und wir werden das Hauptaugenmerk bei der Prüfung auf sie richten. Das Vorgehen wird dann häufig ein Tasten sein; dabei kann uns aber die Erfahrung über die verschiedene Aggressivität der einzelnen Substanzen (im Hinblick auf ihre ekzematogenen Eigenschaften) von großem Nutzen sein.

Auch hierfür will ich ein Beispiel anführen. Wir sollen ein Gewerbeekzem bei einem Zinkdrucker analysieren. Der Patient kommt mit folgenden Substanzen in Berührung: Salzsäure, Salpetersäure, Natronlauge, Terpentinöl, Benzin, Lavendelöl, Druckerschwärze, Streckersalz, Kalzidum, Milchsäure, Kaliumbichromat, Gummi arabicum.

Von den Säuren, der Lauge, Terpentinöl, den ätherischen Ölen, zu denen Lavendelöl und Terpentin gehören, der Druckerschwärze und dem Kaliumbichromat wissen wir, daß sie häufig zu Ekzemen Veranlassung geben. Streckersalz und Kalzidum sind Geheimpräparate, deren Zusammensetzung wir zunächst nicht kennen. Ekzeme nach Milchsäure und Gummiarabikum kommen, wenn überhaupt, dann selten vor.

Wir werden also zunächst Reizproben mit den erstgenannten Substanzen machen; falls diese negativ ausfallen oder sich kein eindeutiges Resultat ergibt, gehen wir zu den anderen über. Bei den unbekannten Stoffen, dem Streckersalz und dem Kalzidum, tasten wir uns allmählich vor, indem wir erst mit ganz geringen Konzentrationen, etwa 1—2% beginnen (Kontrollen an Gesunden!). Wie wichtig dieses langsame Vortasten ist, sehen wir beim Streckersalz; dieses ist ein Gemisch von Fluoriden, die, wie aus der Tabelle am Schluß hervorgeht, schon in niedriger Konzentration obligat reizende Eigenschaften besitzen! (Kalzidum ist Chlorkalzium).

Wie viele solcher Proben man gleichzeitig auflegt, hängt vom einzelnen Fall ab; je schneller man zu einem Ergebnis kommen will, um so mehr Substanzen muß man gleichzeitig prüfen. Immerhin wird man sich in der Praxis auf höchstens 6—8 beschränken.

Im günstigsten Falle kann dann schon unter den ersten 2 oder 3 Proben diejenige Noxe sein, die das Ekzem verursacht hat, es kommt aber auch vor, daß es gerade die letzte ist — oder es wäre vielleicht die erste derjenigen, die man aus äußeren Gründen nicht mehr geprüft hat! Deshalb darf man also niemals behaupten, auch wenn man noch so viele beruflich verwendete Substanzen erfolglos geprüft hat, das untersuchte Ekzem sei nicht durch eine im Beruf verwendete Substanz bedingt.

Zu überraschenden negativen Resultaten gelangt man in gewissen Fällen auch dadurch, daß man sich vor Anstellen der Probe keine Rechenschaft gegeben hat über die besonderen chemischen Umsetzungen, welche die einzelnen Substanzen beim beruflichen Gebrauch erleiden können. Ein Arbeiter ist z. B. mit der Herstellung von gewissen Farbstoffen beschäftigt und jedesmal, wenn er die Ausgangsmaterialen zusammenmischt und kocht, bekommt er ein akutes Ekzem. Bei der funktionellen Hautprüfung mit den Ausgangsmaterialien und dem Endprodukt ergibt sich keine Reizung, weil gar keine Idiosynkrasie gegen diese Stoffe vorhanden ist; der Betreffende ist vielmehr gegen ein bei der Umsetzung vorübergehend entstehendes Reaktionsprodukt überempfindlich. Es ist bekannt, daß derartige Zwischenprodukte, die bei der Darstellung gewisser Substanzen, bei der Färbung von Textilien, beim Erhitzen und Kochen usw. entstehen, die eigentliche Noxe sein können, und es ist daher sehr wichtig, in bestimmten Fällen auch bei der Auswahl der Proben derartige, vielleicht ganz unbeständige im Arbeitsverlauf entstehende Zwischenprodukte mitzuprüfen. So habe ich eine Überempfindlichkeit gegen die bei der Eisrotfärbung entstehenden unbeständigen Diazoniumkörper als Ursache zahlreicher Ekzeme bei Eisrotfärbern festgestellt.

Man darf aber niemals auf den Fehler verfallen, die bei einem Ekzem aus einem bestimmten Betriebe gemachten Erfahrungen ohne weiteres auf alle übrigen Krankheitsfälle dieses Betriebes zu übertragen. Denn wenn z. B. in einer Fabrik bei der gleichen Arbeit eine größere Zahl von Ekzemerkrankungen vorkommt und man bei einem oder zwei der Fälle durch Reizproben eine bestimmte Noxe festgestellt hat, ist damit durchaus nicht gesagt, daß nun alle in diesem Betrieb auftretenden Ekzeme die gleiche Ätiologie haben. Es ist vielmehr sehr leicht möglich, daß das Ekzem bei den übrigen Erkrankten durch die Einwirkung einer ganz anderen Substanz entstanden ist. Man muß also jeden Patienten besonders prüfen, wird aber dann natürlich zunächst mit der Noxe beginnen, welche sich als Ursache früherer Ekzeme in dem gleichen Betriebe erwiesen hat.

Wenn bei irgendeinem Patienten eine größere Anzahl von Stoffen gleichzeitig oder nacheinander geprüft wird, dann kann es vorkommen, daß nicht nur eine Substanz eine positive Reaktion auslöst, sondern mehrere, und zwar ganz verschiedenartige. Wir haben dann entweder einen monovalenten Ekzematiker vor uns, der gegen mehrere Substanzen spezifisch überempfindlich ist — das ist aber selten — oder, was meistens der Fall ist, einen unspezifisch-polyvalenten. Zunächst ist hier eine Entscheidung, ob überhaupt eine der Substanzen, welche bei der funktionellen Hautprüfung reizten, die ursprünglich ekzemauslösende ist, meistens unmöglich. Fällt allerdings eine der positiven Reaktionen ganz wesentlich stärker aus als die anderen, dann wird man schon mit einer gewissen Wahrscheinlichkeit annehmen können, daß derjenige Stoff, welcher diese besonders starke Reaktion ausgelöst hat, auch der eigentlich ekzematogene ist (immer vorausgesetzt, daß bei der Kontrolle keine oder mindestens eine erheblich geringere Reaktion aufgetreten ist oder die Substanz in der geprüften Konzentration erfahrungsgemäß bei Normalen nicht reizt). Hier empfiehlt es sich, die Reizproben zu wiederholen, wenn der Patient wieder gesund ist; denn es kommt, wie wir sahen, vor, daß die Polyvalenz nur solange vorhanden ist, als das Ekzem andauert, und dann (wieder) einer Monovalenz Platz macht.

Ganz allgemein ist die Prüfung auf Polyvalenz von erheblicher

Bedeutung. Die Zahl solcher Menschen, die eine an und für sich empfindliche Haut besitzen, oder solcher, die im Verlauf langwieriger Ekzeme dauernd polyvalent überempfindlich wurden, ist nicht unbeträchtlich. Sie sind es, bei denen das Ekzem auch nach Ausschaltung der für sie ursprünglich schädlichen Substanz nicht heilt oder ständig rezidiviert, auch wenn sie mehrfach den Beruf wechseln. Die Prüfung auf Polyvalenz, die als erster Jaeger systematisch durchführte, wird auch bei uns bei jedem Ekzemfall vorgenommen, da sie nicht allein in therapeutischer Hinsicht, sondern auch für die Frage der Berufswahl, des Berufswechsels und versicherungsrechtlich wertvolle Aufschlüsse geben kann. Man verwendet hierbei Ekzemproben mit verschiedenartigen Substanzen, etwa 5—6 gleichzeitig, und zwar möglichst solche, mit denen der Patient beruflich und außerberuflich nicht oder wenig in Berührung kommt. Geeignet hierzu sind: 4% Formalinlösung (die gewöhnliche, 40%, 1:10 verdünnt), 30% Hydrargyrum praec. alb.-Vaseline, 65% Terpentinöl in Olivenöl, 0,5% Kaliumbichromatlösung, frisches Primelblatt (Primula obconica), 2% Pellidolvaseline. Man kann namentlich auf Grund der Erfahrungen von Bloch und Jaeger sagen, daß polyvalent überempfindliche Menschen für Berufe, in denen an sich schon häufig Ekzemerkrankungen vorkommen, ungeeignet sind.

Im allgemeinen bedeutet wohl ein negatives Resultat bei der Prüfung eines Ekzemkranken, daß man die Ekzemursache noch nicht gefunden hat. Nun gibt es aber Patienten, bei welchen bestimmte Reizproben an der gesunden Haut keine Reaktion auslösen, obwohl aus der Krankengeschichte mit großer Wahrscheinlichkeit angenommen werden muß, daß die mit negativem Erfolg geprüfte Substanz das Ekzem verursacht hat.

Man wird dann zweckmäßig zunächst untersuchen, ob sich eine Überempfindlichkeit gegen diese Substanz in der Nähe des Krankheitsherdes erkennen läßt, und, falls man so nicht zum Ziel kommt, nach Abheilung des Ekzems im Herd selbst prüfen. Denn es kann sich bei diesen Fällen um eine lokale Überempfindlichkeit handeln (s. o.), die nur auf die Nähe des Herdes oder auf ihn allein beschränkt ist.

Andererseits aber besteht die Möglichkeit, daß keine epidermidale, sondern nur eine bindegewebig-vaskuläre Überempfindlichkeit nachzuweisen ist. Dann könnte nur die Skarifikationsprobe, wie ich sie oben beschrieben habe, zum Ziele führen. Bei den gewöhnlichen Gewerbeekzemen spielt, wie wir sahen, diese Eventualität nach unseren Erfahrungen nur eine geringe Rolle.

Die verschiedenen Berufe und die wichtigsten darin gebrauchten ekzematogenen Substanzen.

Die Auswahl der bei den verschiedenen Gewerbeekzemen zu prüfenden Substanzen treffen wir zunächst auf Grund der anamnestischen Angaben des Kranken. Manche interessierte und intelligente Patienten können dabei viel helfen, die meisten aber wissen gar nicht, mit welchen

Substanzen sie zu tun haben oder achten nur auf unwesentliche Dinge. Dann ist es gut, falls man sich nicht mit dem Betrieb selbst in Verbindung setzen kann, einen großen Überblick über die in den einzelnen Berufen verwendeten und als Ekzemauslöser bekannten Stoffe zu haben.

Wie wir oben gesehen haben, sind erfahrungsgemäß in jedem Betriebe ganz bestimmte Stoffe als schädlich zu betrachten, d. h. es gibt überall neben stark ekzematogenen Substanzen schwach oder praktisch nicht ekzematogene. Wenn ich im folgenden eine Zusammenstellung der wichtigsten Betriebsarten und der für sie charakteristischen Ekzemnoxen bringe, so kann sie niemals den Anspruch auf Vollständigkeit machen. Sie soll nur in Notfällen, wenn uns die Angaben der Patienten im Stiche lassen, als eine Art Wegweiser für die Auswahl der Reizproben dienen, wie sie bei den verschiedenen Berufsgruppen erfahrungsgemäß notwendig sind. Vor allem aber ist dabei auch in Betracht zu ziehen, daß gewisse Substanzen nicht nur für ein bestimmtes Gewerbe charakteristisch sind, sondern in den verschiedensten Berufen verwendet werden.

Bei den Malern spielt zweifellos das Terpentin die Hauptrolle, das in den verschiedensten Sorten im Handel ist, und das je nach seiner Zusammensetzung mehr oder weniger häufig ekzematös wirkt. Warum aber das eine Terpentin „besser" ist als das andere, wissen wir noch nicht: wahrscheinlich spielen hierbei nur ganz kleine qualitative Differenzen in der Zusammensetzung eine Rolle, die sich aus der verschiedenen Herkunft (deutsches, französisches usw. Terpentinöl) ergeben. Neben dem Terpentinöl selbst sind namentlich die Terpentinersatzmittel als Ekzemauslöser bekannt, so z. B. vor allem das Sangajol (ein Erdöldestillat) u. a. m. Vielfach werden auch Gemische von chlorierten und nicht chlorierten Benzolhomologen, aliphatischen, höhersiedenden Lösungsmitteln, die gelegentlich mit mehr oder weniger Terpentin und anderen Harzen versetzt sind, verwendet. Es ist dabei die Regel, daß das Produkt ganz abgesehen von seinem Gehalt an irgendwelchen an sich stark ekzematogenen Verunreinigungen oder Beimischungen, um so schädlicher ist, je mehr höhersiedende (180° und höher) Bestandteile es enthält.

Daneben führen auch andere technische Lösungsmittel wie Benzol, Benzin, Waschpetroleum (meist sehr verunreinigt), Tetralin, Trichloräthylen und unter Patentnamen von der Industrie gelieferte Gemische der verschiedensten Zusammensetzung nicht selten zu Ekzemen. Weiter kommen in Betracht vor allem die in ziemlich hoher Konzentration zur Entfernung alter Ölanstriche sehr viel gebrauchten Laugen. Man wird auch gelegentlich an die Farben selbst denken müssen, namentlich an die Anilinfarben, obwohl diese erfahrungsgemäß im Verhältnis zu den oben angeführten Substanzen nur eine untergeordnete Rolle spielen, sowie an arsenhaltige, die trotz Verbots immer noch verwendet werden (grüne, aber auch rote und gelbe Arsenfarben).

Terpentin und seine Ersatzmittel sind neben fetten Ölen und Harzen die Grundlagen der Ölfarben, so daß es zuweilen notwendig wird, bei der Analyse eines Ölfarbenekzems Farbkörper und Lösungsmittel zu trennen und gesondert zu prüfen; in der Regel zeigt sich dann, daß auch hier das Lösungsmittel zu den Hautschädigungen geführt hat. Des weiteren kommen bei den Malern Firnisse, methyl- und äthylalkoholische und azetonhaltige Lösungen von Harzen (Kolophonium, Schellack usw.), oft vermischt mit animalischen und mineralischen Ölen in Frage. Derartige Firnisekzeme können dem Untersucher ganz besondere Schwierigkeiten bereiten, wenn es darauf ankommt, die eigentliche Noxe aus einem derartigen Firnis herauszufinden; denn die chemische Trennung der Einzelbestandteile ist äußerst kompliziert, und die herstellenden Firmen verschweigen bei einer Auskunft oft eine ganze Reihe von Bestandteilen oder geben sie ungenau an.

Auch der denaturierte Spiritus wird im Malergewerbe viel gebraucht, wie übrigens in der Groß- und Kleindustrie sowie den Gewerbebetrieben ganz allgemein an Stelle des teuren reinen Alkohols. Zur Vergällung werden die verschiedensten Substanzen zugesetzt, so Phthalsäure, Pyridinbasen u. a., die ebenfalls Ekzeme verursachen können. Auch Terpentin wird vielfach zur Denaturierung gebraucht (wie schädlich ein solcher mit reizendem Terpentin vergällter Spiritus ist, zeigen Erhebungen von Gerbis in einer Pianofortefabrik, in welcher die Ekzeme bei Polierern einen solchen Umfang angenommen hatten, daß dadurch die Gesamtproduktion gefährdet wurde).

Bei den Tischlern werden zum Teil die eben besprochenen Stoffe verwendet: Terpentinöl und seine Ersatzmittel, Firnisse und Lacke, Farben und Lösungsmittel, denaturierter Spiritus. Dazu kommen noch die verschiedenartigen Holzbeizen, Tannin, Säure, namentlich aber sehr häufig auch Kaliumbichromat enthaltende Flüssigkeiten. Gerade das letztere führt sehr häufig zu Sensibilisierungen und hartnäckigen Ekzemen; bei den Stockdrechslern sind Bichromatekzeme schon lange bekannt und beschrieben. Auch an die Hölzer selbst ist zu denken, vor allem an etwa verarbeitete exotische Hölzer, wie Teak-, Satin-, Makassar-, Zitronenholz und andere Sorten; gelegentlich sieht man aber auch Ekzeme nach einheimischen Hölzern, wie Nadelhölzer durch ihren Gehalt an Harzen, Erlenholz u. a. Beim Holzstaub, wie er in Betrieben, in welchen viel zersägt und geschliffen wird, in feinster Verteilung in der Luft schwebt, spielt möglicherweise auch der Weg durch die Lungen eine besondere Rolle; Holzstaubasthma ist bekannt, und ich selbst sah gelegentlich einige Fälle von Lichen Vidal, bei welchen ständig eingeatmeter und ganz feiner reiner Holzstaub mit Wahrscheinlichkeit als auslösende Ursache in Betracht kommen konnte.

Im Tischlerberuf wird außerdem noch sehr viel Leim verwendet, der häufig mit den verschiedenartigsten, namentlich konservierenden Zusätzen versehen ist.

In Papier- und Zellulosefabriken spielt eine Rolle — neben den Maschinenölen und Hölzern bzw. Leinenresten — Säuren und Laugen, besonders auch der Formaldehyd. An letzteren ist auch zu denken bei den Ekzemen, bei der Kunstharzfabrikation; hier wird außerdem u. a. noch Phenol und Kresol gebraucht.

Bei den Druckereiarbeitern sieht man Ekzeme wohl am häufigsten auf Grund einer besonderen Empfindlichkeit gegen die fettlösenden Waschmittel. Sie bestehen fast ausschließlich aus technisch minderwertigen und nicht gereinigten Sorten von aromatischen und aliphatischen Lösungsmitteln und sind oft identisch mit denjenigen, die wir bereits bei den Malern besprochenen haben; bei diesen Substanzen ist mit der technischen Minderwertigkeit auch die Fähigkeit verbunden, leicht Ekzeme auszulösen. Hinzu kommt noch, daß diese an sich schon ekzematogenen Benzine und Waschpetroleumsorten nicht nur einmal, sondern solange verwendet werden, bis sie unbrauchbar und mit allen möglichen Farb-, Terpentin-, Ölresten u. a. m. gesättigt sind.

Wie bei allen Patienten aus solchen Betrieben, in welchen Maschinen zu bedienen und zu unterhalten sind, ist man bei den Druckern oft genötigt, die verschiedenen Sorten von Schmierölen und -fetten — meist mineralische Öle, seltener tierische und vegetabilische — zu prüfen; dabei wird man namentlich darauf zu achten haben, daß jeder Betrieb entsprechend der in ihm benützten Maschinen seine besonderen Schmiermittel verwendet, die chemisch und auch in ihrer Wirkung auf die Haut vielfach stark differieren.

Einige Spezialgebiete des Buchdruckgewerbes scheinen besonders gefährdet zu sein; vor allem gehören hierhin neben den Reproduktionsphotographen (siehe dort) diejenigen Lithographen, welche das Chrombelichtungsverfahren beim Zinkdruck anwenden. Wir sahen bereits bei den Tischlern, daß das Bichromat besonders häufig zu Ekzemen führt. Bei den mit Bichromat arbeitenden Druckern fand ich ganz besonders hohe Ziffern von dadurch bedingten Ekzemen (bis zu 25%).

In der Schlosserei und Blechnerei spielt eine große Rolle das Lötwasser, neben Petroleum, Benzin und Maschinenölen, gelegentlich auch Ruß und Kohlendestillationsprodukte. Namentlich im Schlossergewerbe und den entsprechenden Berufen muß an die oft starke Hitze als prädisponierendes Moment gedacht werden, bei den Autogenschweißern auch an durch Lichtstrahlen bedingte Schädigungen (Dermatitis photo-electrica).

Bei den Gerbern und Lederarbeitern kommen die verschiedensten Gerbmittel in Frage, und zwar sowohl die tanninhaltigen als auch die synthetischen, die jetzt in großer Zahl von der Industrie als Schnellgerbmittel in den Handel gebracht werden, vor allem auch das in der Chromgerberei gebrauchte Bichromat bzw. andere Chromsalze. Eine große Rolle spielt hier der Kalk, der nicht allein zu den bekannten Verätzungen, sondern wie bei den Maurern (bei diesen auch Zement!) u. a. zu chronischen Ekzemen führt. Häufig wird auch noch Soda in ziemlich hoher Konzentration verwendet. Da die Häute eingesalzen werden, können bei längerdauerndem Kontakt mit ihnen ähnliche Ekzeme entstehen, wie sie auch bei den Heringsarbeitern als Folge des Hantierens mit Kochsalz beschrieben sind. Ganz besonders berüchtigt sind aber die in der Gerberei verwendeten Konservierungsmittel, wie

Arsen- und Quecksilbersalze. Daneben werden auch zum Schutze der Hände gewisse Mittel (z. B. Kienteer) verwendet, nach deren Gebrauch sich gelegentlich Ekzeme einstellen.

In den Schuhfabriken und bei den Schuhmachern wirken besonders Pech, Kolophonium, Lederfarben (Pigmentfarben oder Nigrosine in verschiedenen Lösungsmitteln, wie Ester, gechlorte Kohlenwasserstoffe, denaturierter Spiritus, Azeton, gelegentlich durch Verwendung von Filmabfällen kampferhaltig), und die Schuhwichse ekzematös. Die letztere enthält je nach ihrer Herkunft eine ganze Zahl von Substanzen, von denen jede als Ekzemnoxe bekannt ist: Terpentin und seine Ersatzmittel, Anilin, Nitrobenzol, Harze, Anilinfarben wie Echtgelb und Nigrosin, und es wird sicher viel zu wenig daran gedacht, daß dieses überall verwendete Produkt, mit dem jeder Mensch täglich in Berührung kommt, Ursache eines außerberuflichen Ekzems sein kann, für das man trotz energischsten Suchens keine Ursache herausfindet.

Außer den oben angeführten Substanzen sind Benzol, Benzine und Terpentin auch in vielen Schuhauffärbe- und Entfärbemitteln sowie z. T. auch in den Klebemitteln für Gummisohlen enthalten. Unsachgemäße Anwendung dieser Präparate führt nicht nur zu Vergiftungen durch Einatmung der flüchtigen Substanzen, sondern auch zu Ekzemen.

In den verschiedenen Textilbetrieben und in der Industrie, welche Textilien weiterverarbeitet, haben die Faserstoffe selbst wohl nur eine untergeordnete Bedeutung, da die ekzematöse Überempfindlichkeit gegen Wolle, Baumwolle, Seide nicht häufig vorzukommen scheint. Wichtiger dürften hier die Farbstoffe selbst sein, sowohl in fertigem Zustand auf der Faser, als auch vor allem in den angegliederten Färbereien (Eisrot, Anilinschwarz u. a.). Ekzeme nach den als Appretur- und Beschwerungsmittel benützten Leimen und Salzen, wie Alaun, Zinkchlorid, Magnesiumsulfat u. a. sind beschrieben, ebenso nach den in diesen Betrieben verwendeten Antiseptizis: Formaldehyd, Salizylsäure, Arsensalze. Alle als Mottenschutzmittel verwendeten Stoffe enthalten mehr oder weniger stark ekzematogene Substanzen (Naphthalin, Dichlorbenzol, Eulan, ätherische Öle). Nicht zu vergessen sind auch die zur Instandhaltung und zum Betrieb der Maschinen erforderlichen Öle, Fette und Reinigungsmittel, mit denen gewisse Arbeiter besonders stark in Berührung kommen (Baumwollspinnerkrebs hervorgerufen durch mineralische Schmieröle!). Über die Ursache der sogenannten Walkerkrätze, Ekzeme und Lichen Vidal bei den an den Walkmaschinen beschäftigten Arbeitern, ist noch so gut wie nichts bekannt.

In der Kürschnerei und der Pelzindustrie werden schon sehr lange besonders zahlreiche Ekzeme (neben anderen Überempfindlichkeitserscheinungen wie Asthma, konjunktivalen Reizungen, Erscheinungen von Seiten des Digestionstraktus) beobachtet. Hier ist es erwiesenermaßen vor allem das Paraphenylendiamin (Ursol D, Nakofarben, Furreine), welches nicht nur in frischem Zustande bei den Chemikern, den Farbkochern und den Färbern zu Ekzemen führt, sondern das auch als fertiger auf der Faser verankerter und getrockneter Farbstoff ekzematogen wirkt. So können die Läuterer, die Herumzieher, die Klopfer und die Kürschner ebenfalls erkranken, selbst solche Personen, welche mit den gefärbten Waren gar nicht direkt in Berührung kommen, wie Büroangestellte, die in der Nähe des Betriebs arbeiten oder nur gelegentlich durch den Betrieb gehen. Auch bei den Konsumenten, welche mit aromatischen Aminen gefärbte Pelze tragen, beobachtet man bekanntlich gelegentlich Ekzeme.

Neben Paraphenylendiamin kommen noch in Betracht das zum Beizen verwendete Bichromat, verschiedene Säuren, Laugen, Anilin, Oxydationsmittel, alles Substanzen, die hier, wenn auch seltener als Ursol, Ekzeme hervorrufen. Im Gegensatz dazu spielen zweifellos die namentlich bei der Persianerfärberei verwendeten Holzfarben keine nennenswerte Rolle.

Besonders zu beachten ist bei den Pelzfärbern die Art der Händereinigung. Wie in allen Betrieben, in welchen die Arbeiter nach Arbeitsschluß die mit Farben verunreinigten Hände nur schwer säubern können, wird auch in der Pelzfärberei ausgedehntester Gebrauch von chlorhaltigen Oxydationsmitteln gemacht und die Händereinigung wird nur in den wenigsten Fällen, wie ich mich selbst überzeugen konnte, sachgemäß durchgeführt.

Auch in den Hutfabriken kommen die Arbeiter häufig mit ursolgefärbten Haaren in Berührung, vor allem aber, ebenso wie in der Putzbranche, mit Quecksilbersalzen, Säuren, Lorbeeröl, den verschiedensten Terpentin-, Benzol- und esterhaltigen Litzensteifen, Leimen und anderen Klebstoffen. Gelegentlich beobachtet man auch Ekzeme durch den zum Steifen der Hüte gebrauchten Schellack.

In den Bürstenfabriken spielt eine große Rolle das alkalische Benetzungswasser, das Pech beim „Pechen" der Borsten und Konservierungsmittel wie Naphthol, Formol.

Bei den Galvaniseuren kommen in Frage: Vor allem Kalk, Laugen, Säuren, organische Entfettungsmittel wie Petroleum, Trichloräthylen („Tri"), Benzin und Benzol, je nach der Gepflogenheit des Betriebes, dann Zyanide, deren besonders starke ekzematogene Natur bekannt ist, oder auch andere zum Galvanisieren benützte Salze des Nickels, Kupfers, Goldes. Namentlich das Nickelsulfat wird als Ursache vieler Ekzeme bei Galvaniseuren angeschuldigt, doch gehen die Meinungen hierüber noch auseinander. (Es überrascht, daß von allen Gewerben gerade das der Galvanisierung in der Verordnung so besonders bevorzugt ist. Denn während wohl in gewissen Galvanisierungsbetrieben zweifellos eine solche Häufung von Hauterkrankungen, namentlich Ekzemen, beobachtet wird, daß in ihnen fast jeder Arbeiter erkrankt ist, kommen nach einer Untersuchungsreihe von W. Jadassohn und Schaaf in den Galvanisierungsbetrieben der Schweiz fast gar keine Erkrankungen vor. Man sieht daraus, daß der „genius loci", d. h. in diesem Falle die Art der Betätigung und die Art der verwendeten Substanzen eine hervorragende Rolle bei dem Zustandekommen der Ekzeme der Galvanisierungsarbeiter spielt. Dem gleichen Bilde begegnen wir übrigens auch in der Pelzindustrie:

Betriebe, in denen zur Färberei vorzugsweise heller färbende Substanzen verwendet werden, haben eine deutlich geringere Morbidität als solche, in denen hauptsächlich mit den aggressiveren, dunkleren Ursolfarben gearbeitet wird.)

In den Metallfabriken sind es hauptsächlich die Bohröle und Bohrwasser (Emulsionen von ersterem), meist mineralische Öle, aber auch bichromathaltige, wässerige Lösungen, welche zu Ekzemen führen. Die Häufigkeit der hier entstehenden Ekzeme hängt ab von der Zusammensetzung des verwendeten Öles; so berichtet Teleky von einer Schraubenfabrik, in der 18 von 23 Beschäftigten durch ein bestimmtes Bohröl Ekzeme bekommen hatten; bei anderen „guten" Bohrölen hingegen findet man keine oder nur gelegentliche Erkrankungen.

Schwierig ist die Analyse der Überempfindlichkeit bei Teer- und Pecharbeitern. Alle die hier in Frage kommenden Stoffe sind ganz besonders komplizierte und aus zahllosen Einzelbestandteilen zusammengesetzte Gemische; auch in Fällen, in denen eine spezielle Aufklärung der Überempfindlichkeit notwendig ist, muß man sich zunächst auf einige bekannte Bestandteile beschränken, wie Benzol und Homologe, Phenole, einige Basen, Anthracen; im allgemeinen kann man sich für die Praxis mit der Feststellung begnügen, daß eine Überempfindlichkeit gegen Teer, Pech usw. vorliegt bzw. nicht vorliegt. Besonders zu beachten ist die Tatsache, daß Teere in ihrer Gesamtheit als auch gewisse Einzelbestandteile erwiesenermaßen gegen Licht sensibilieren; man wird daher bei Teerarbeiterekzemen, welche an den dem Licht ausgesetzten Stellen lokalisiert sind, die Möglichkeit einer (kombinierten chemischen und) Lichtüberempfindlichkeit in Betracht ziehen müssen.

Das gleiche gilt für die Arbeiter in Gasfabriken, wenn auch hier gelegentlich das besondere Arbeitsgebiet (Ammoniak-, Benzolbetrieb usw.) auf bestimmte Schädlichkeiten hinweist.

Bei den Photographen führen meistens die Entwicklersubstanzen zu Ekzemen. Es sind dies Chemikalien, die zu der schon bei den Pelzarbeitern abgehandelten Gruppe der aromatischen Amine gehören: Metol, Amidol, Glyzin, Rodinal u. a., daneben Hydrochinon, Pyrogallussäure. Bei Berufsphotographen, die auch kompliziertere Verfahren verwenden, kommen noch Quecksilbersalze, Eisensalze, Beizen, Reduktionsmittel und Oxydationsmittel (Bichromat!), Farben und Lösungsmittel, Klebstoffe und Firnisse hauptsächlich in Frage.

In den Konservenfabriken, namentlich in den Spargelkochereien, aber auch gelegentlich bei der Verarbeitung von anderen Gemüse- oder Obstsorten, beobachtet man Ekzeme, die auf einer spezifischen Überempfindlichkeit gegen noch meist unbekannte Bestandteile der Frucht oder des Gemüses beruhen.

Auch die Tabakarbeiter erkranken gelegentlich in ähnlicher Weise durch bestimmte Substanzen in den Tabakblättern selbst, deren Natur ebenfalls noch nicht festgestellt ist.

Die Gärtnerei ist ein Beruf, in dem Gewerbeekzeme nicht selten sind. Zunächst wird man in Deutschland an die Primula obconica denken und an Geranien (Pelargonien), dann an Chrysanthemen, die drei wohl am häufigsten Ekzeme auslösenden Pflanzen. Aber noch eine ganze Reihe andere Blüten- und Blattpflanzen können gelegentlich für einen bestimmten Menschen schädlich sein, wie Efeu, Hyazinthen, Tulpen u. a. Daneben ist auf den Gebrauch von Pflanzenschutz- und Saatbeizmittel und insbesondere von Düngemitteln zu achten. Diese 3 zuletzt genannten Produkte sind auch ganz allgemein in der Landwirtschaft als Ursache gewerblicher Hauterkrankungen zu erwähnen. Als Beizmittel kommen hauptsächlich verschiedene Quecksilbersalze, als Pflanzenschutzmittel Kupfersulfat, Schwefelblüte, Arsenverbindungen (Schweinfurter Grün), Tabakinfuse, Seifenlösungen und anderes mehr in den Handel. Die gebräuchlichsten künstlichen Düngemittel sind Ammonsalpeter, Ammonsulfat, Ammonsulfatsalpeter, Chilesalpeter, Harnstoff, Kainit, Kalksalpeter, Kalkammonsalpeter, Kalkstickstoff, Natronsalpeter, Superphosphat, Thomasphosphatmehl. Meistens werden zwei oder mehr derselben miteinander gemischt verwendet.

Bei den Friseuren spielen eine Hauptrolle die Haarwaschmittel, die häufig neben Parfümstoffen namentlich Resorzin oder Chinin enthalten, des weiteren die Haarfärbemittel, unter diesen namentlich diejenigen, deren färbender Bestandteil zu der Gruppe der aromatischen Amine (siehe Pelzfärberei) gehören (Primal, Eugatol usw.) und die verschiedenen Säuberungs- und Desinfektionsmittel zur Reinigung der Arbeitsgeräte. Die zum Haarefärben viel verwendete Henna, die allein verwendet, rote Töne, zusammen mit Reng (Indigoblätter) braune bis tiefschwarze Färbungen gibt, ist an sich harmlos. Die meisten im Handel befindlichen „Hennafarben“ sind aber unkontrollierte Gemische, die zum Teil auch aromatische Amine (Paraphenylendiamin u. ä.) enthalten und so immer wieder einmal zu Dermatitiden führen.

Bei den Bäckern und Konditoren kann zuweilen das den Mehlen zugesetzte Bleichmittel, Oxydationsmittel wie Persulfat, Benzoylsuperoxyd u. a., die unter Patentnamen (Multagluth, Novathelex und andere) in den Handel kommen, die Ursache der „Bäckerkrätze“ sein. Über die Bedeutung des Zuckers und des hefehaltigen Teiges für die Bäckerekzeme weiß man noch sehr wenig; vielleicht spielt die Feuchtigkeit eine gewisse disponierende Rolle oder die Hefen sind Ursache von Dermatosen; in diesem letzteren Falle würde es sich aber um Mykosen, nicht um Ekzeme handeln. Andererseits aber kennt man Überempfindlichkeiten gegen das zum Treiben des Teigs verwendete Hirschhornsalz. Auch Vanilleschoten sind als Ekzemursachen bekannt, ebenso die anderen als Geschmacksstoffe gebrauchten ätherischen Öle, wie Pfefferminz-, Bergamotten-, Zitronen-, Rosenöl u. a. (zum Teil unter Phantasienamen im Handel verwendet!).

In der Kunstseidenfabrikation gibt es ebenfalls einige besonders häufig ekzemauslösende Substanzen: alle Arten organischer Lösungsmittel, Laugen, Säuren, auch Bichromat, Kupfersulfat, Schwefelwasserstoff u. a.

In den Vulkanisieranstalten spielen eine große Rolle neben den gummilösenden Mitteln — meist Naphtha, Benzin und Benzol — vor allem das große Heer der verschiedenartigsten Beschleuniger, der Katalysatoren: neben anorganischem Schwefel und Schwefelantimonverbindungen sehr viele organische Körper wie Hexamethylentetramin, substituierte Benzole, Nitroverbindungen, Anilinderivate, Guanidine u. a. m. Dazu kommen bei den Fahrradhändlern, Autoreparaturwerkstätten die Brennstoffe und Autoöle, auch Säuren und Laugen; ebenso führt Karbid nicht selten zu Ekzemen.

Besonders schwierig ist die Feststellung der Ekzemursachen bei Personen, welche in Lebensmittelhandlungen und in Konsumgeschäften tätig sind. Sie kommen mit einer solchen Unzahl von Substanzen in Berührung, daß es meist gar nicht gelingt, die Noxe zu eruieren: Alles was man zum Haushalt braucht, kann Ekzeme machen, die Seife und die Schuh- und Fußbodenwichse, das Petroleum und die Metallputzmittel, die Waschpulver, dann Lebensmittel, Früchte usf. Alle diese Substanzen, die man ja unmöglich vollzählig durchprüfen kann, müssen auch bei den häufigen Handekzemen der Hausangestellten in Betracht gezogen werden, der Dienstmädchen, Stubenmädchen, Köchinnen. Die Ursache dieser Ekzeme ist fast nie aufzufinden; denn gerade bei ihnen kommen eine ganze Reihe disponierender Momente (Entfettung der Haut durch Soda- und Seifenwasser, Auflockerung der Hornschicht durch die tägliche langandauernde nasse Arbeit, Hitzeeinwirkung am Herd usf.) hinzu, die möglicherweise zu einer besonderen lokalen Überempfindlichkeit führen. Infolgedessen müßten bei diesen Berufsekzemen besonders und häufiger als es bisher geschah, Reizproben innerhalb des Herdes nach seiner Abheilung angestellt werden.

Auch Apotheker und Drogisten erkranken nicht selten an Ekzemen. Da sie mit den verschiedensten als besonders stark ekzematogen bekannten Substanzen zu tun haben, gestaltet sich eine Analyse sehr schwierig. Gelegentlich glauben sie die Substanzen oder Gemische, welche sie nicht vertragen, zu kennen, und es ist dann Aufgabe des Arztes, durch Reizproben die Vermutungsdiagnose zu sichern. Relativ einfach gestaltet sich die ätiologische Diagnose, wenn das Ekzem mit Asthma kombiniert ist oder auch in solchen Fällen, in denen diese beiden Überempfindlichkeitserkrankungen miteinander abwechseln; denn erfahrungsgemäß sind es nur wenige beruflich gebrauchte Stoffe, die sowohl Asthma als auch Ekzem bei Apothekern und Drogisten auszulösen vermögen. In erster Linie ist hier das Pulvis radicis Ipecacuanhae zu nennen, dann auch Chinin, eventuell auch getrocknete Pflanzen, die zu Tee verarbeitet werden. Allerdings kommt es vor, daß gleichzeitig bestehendes Athma und Ekzem durch 2 verschiedene Substanzen verursacht sind.

Für die medizinischen Laboranten gilt das gleiche wie für Drogisten, allerdings ist zuweilen die Tätigkeit dieser Personen beschränkt auf gewisse Arbeitsgebiete, so daß die Menge der in Betracht kommenden Substanzen etwas geringer ist. Ich sah Ekzeme bei einem Laboranten nach Xylol, das er zur Fertigstellung mikroskopischer Präparate gebraucht, bekannt sind auch vor allem die Formalinekzeme der Präparatoren in anatomischen Instituten.

Es ist unmöglich, hier alle Berufe aufzuzählen, in denen jemals Ekzeme beobachtet worden sind; letzten Endes gibt es wohl keinen, in dem nicht bei spezieller Idiosynkrasie oder besonders leichter Sensibilisierbarkeit eines Angestellten (oder auch dann, wenn zufällig einmal eine besonders ekzematogene Substanz gebraucht wird), irgendeinmal eine Erkrankung vorgekommen wäre. Bei Ekzemen aus Berufen, die ich hier nicht angeführt habe, muß man sich bei dem Patienten, beim Betriebsleiter, eventuell auch bei der Berufsgenossenschaft nach den in Frage kommenden Substanzen erkundigen. Aber auch bei Angehörigen der hier angeführten Berufe soll man sich über die besonderen Arbeitsbedingungen orientieren, da ein jeder Betrieb seine für ihn charakteristischen Besonderheiten und jeder Arbeiter seine spezielle Aufgabe hat, während ja die oben gemachten Angaben nur ganz allgemein gehalten sind. Allerdings ist es nicht notwendig, wie wir bereits sahen, in jedem Falle alle für den betreffenden Beruf angegebenen Stoffe durchzuprüfen, während andererseits nicht selten auch noch andere Substanzen in Betracht zu ziehen sind.

Was die Häufigkeit von Ekzemen, die durch eine bestimmte Substanz ausgelöst werden, anbetrifft, so hängt sie, wie erwähnt, von verschiedenen Faktoren ab: zunächst davon, ob die auslösende Substanz ganz allgemein ein hohes oder ein geringes ekzematogenes Vermögen besitzt, dann weiterhin von der Ausdehnung und Art ihrer Verwendung und von einigen Begleitumständen, die teils in der Konstitution der mit ihr arbeitenden Menschen begründet, teils mehr zufälliger Art sind, wie Verletzungen usw. Vielleicht spielen dabei, wie ebenfalls schon betont wurde, auch besondere Ernährungsbedingungen eine Rolle. So kann es natürlich vorkommen, daß nach einer nur schwach ekzematogenen Substanz, die aber sehr viel verwendet wird, mehr Ekzemerkrankungen beobachtet werden als bei einer stark ekzematogenen, die aus technischen Gründen nur sehr wenig zur Verwendung kommt. Es ist infolgedessen nicht angängig, die Schädlichkeit der einzelnen Substanzen an der absoluten Zahl der durch sie Erkrankten zu messen; eine Klassifizierung kann vielmehr nur nach der Stärke der ekzematogenen Eigenschaften erfolgen. Da wir aber hierüber gar keine zahlenmäßigen Unterlagen besitzen — es wären sowohl experimentelle Untersuchungen als auch die systematische Durchprüfung eines großen und verschiedenartigen Materiales von gewerblichen Ekzemen notwendig — muß sich jede derartige Einteilung mehr auf den Eindruck als auf statistische Ergebnisse gründen.

Die technisch wichtigsten und dabei stärksten Ekzemauslöser sind: Terpentinöl und Terpentinersatzmittel, höher siedende mineralische Öle, wie technische Benzine, Schmieröle, Putzöle, Teeröle; Paraphenylendiamin (Ursol); Kaliumbichromat; gewisse ätherische Öle aus exotischen Holzarten; Harze aus Hölzern und Sträuchern, Kolophonium, Dammarharz, Lack aus Rhus toxicodendron; Primeln, Chrysanthemen und einige andere Zierpflanzen, Gemüsepflanzen wie namentlich Spargel; gewisse Alkaloide, wie Kodein, Chinin; Formalin; Quecksilbersalze, namentlich das Sublimat; Säuren und Laugen, zu letzteren gehörig stark basische Substanzen wie Kalk; einige Diazoniumsalze, wie sie als Zwischenprodukte bei der Eisrotfärberei entstehen.

In diesem Zusammenhang dürften einige Zahlen über die Häufigkeit der Berufsekzeme von Interesse sein. M. Oppenheim hat in den Jahren 1907—1922 insgesamt 27500 Hautfälle beobachtet; von ihnen hatten 5334 eine berufliche Hautentzündung, was einem Satz von 20% entspricht. Die Angaben anderer Autoren schwanken von 2—20%, je nach dem den Untersuchungen zugrunde liegenden Material. Zweifellos aber gehören die Berufsekzeme nicht nur zu den häufigsten Ekzemen, sondern zu den häufigsten Hautkrankheiten, ja Krankheiten überhaupt (Oppenheim).

Die einzelnen Berufe sind verschieden stark beteiligt. Nach Oppenheim stehen die ungelernten Hilfsarbeiter, nach Lane hingegen das weibliche Hauspersonal an der Spitze. Dann folgen in gewissem Abstand die Schlosser, Bäcker, Tischler, Gießer, Anstreicher.

Bei verschiedenen Untersuchungen ist mir immer wieder aufgefallen, daß die Arbeiter in der chemischen Industrie bei der Herstellung gewisser, als stark ekzematogen bekannter Substanzen viel seltener erkranken, als die Arbeiter derjenigen Betriebe, welche diese Stoffe in der Praxis anwenden (so z. B. Paraphenylendiaminfabriken und Pelzfärber; Diazotierbetriebe und Textilfärber; Bichromatfabriken und Zinkdrucker). In den meisten Fällen dürften Unterschiede in der Exposition bei diesem Befund eine Rolle spielen, geklärt sind aber diese Differenzen keineswegs.

Wie im theoretischen Teil dieser Abhandlung, habe ich auch bei der Aufzählung der verschiedenen Ekzemauslöser darauf verzichtet, die klinischen Erscheinungen, welche durch die einzelnen Substanzen hervorgerufen werden, zu beschreiben, was in einigen zusammenfassenden Referaten über die gewerblichen Hauterkrankungen geschehen ist. Denn wir haben gesehen, daß alle Stoffe die gleichen Ekzemformen hervorrufen können und es infolgedessen nicht möglich ist, aus dem klinischen Bild einen Schluß auf die auslösende Ursache zu ziehen. Eine Sammlung kasuistischen Materials — dann aber des vollständigen — hätte nur Wert zur Entscheidung der Frage, ob ganz generell eine Substanz häufig oder nur selten Ekzeme verursacht, abgesehen natürlich für Spezialfragen, die sich auf die Pathogenese des Ekzems (Inkubationszeit, Sensibilisierung usw.) beziehen.

Wir müssen aber doch einige Besonderheiten bestimmter Stoffe besprechen, die mit der Entstehung von gewerblichen Ekzemen in gewissem Zusammenhang stehen.

Vielfach wird das Wasser als Ursache eines Ekzems beschuldigt, namentlich dann, wenn der Erkrankte bei seiner Arbeit viel mit und im Wasser hantieren muß: So bei Bademeistern, Wäscherinnen, Aufwaschfrauen, Köchinnen, Pelz- und Textilwäschern usw. Es ist nicht erwiesen, daß reines Wasser, gleichgültig ob kalt oder warm, Ekzeme machen kann, das ist auch zum mindesten sehr unwahrscheinlich. Man muß vielmehr annehmen, daß die Hornschicht durch langdauerndes Arbeiten im Wasser aufgelockert wird, die Elastizität und der Turgor der Haut abnimmt, und daß auf diese Weise solche Substanzen leichter oder überhaupt erst ekzematös wirken können, die entweder im Wasser selbst gelöst sind, (Seifen, Waschpulver, „Schmutz") oder mit denen der Betreffende außerhalb des Wassers in Berührung kommt.

Desgleichen dürften auch Alkohol, Azeton und ähnliche Substanzen nur eine ekzembegünstigende Wirkung ausüben, indem sie die Haut ihrer schützenden Fettschicht berauben (was übrigens auch durch das häufige Hantieren in soda- und seifenhaltigem Wasser in hohem Maße eintritt). In gewissen Fällen trifft das vielleicht auch für andere technische Lösungsmittel zu und für den bei der Händereinigung verwendeten Chlorkalk, wenn auch Ekzeme beim Gebrauch dieser Mittel auf ihrer direkt ekzematogenen Wirkung beruhen können. Jedenfalls dürfte die viel verbreitete Annahme, daß alle Lösungs- und Händereinigungsmittel nur für Ekzeme empfänglich machen, nicht aber selbst die Ekzeme durch direkte Sensibilisierung verursachen, den Tatsachen nicht entsprechen. (Das erkennt man übrigens auch daran, daß bei vielen Lösungsmitteln, die das Fett sehr gut lösen, kaum Ekzeme beobachtet werden — z. B. bei niedrig siedenden —, bei anderen hingegen sehr häufig — z. B. bei höher siedenden.)

Auch Hitze und starke Bestrahlung, wie sie bei autogenem Schweißen oder in der Nähe starker elektrischer Lampen einwirkt, kann die Haut für die Einwirkung ekzematogener Stoffe empfänglicher machen, ohne selbst Ursache des Ekzems zu sein. Aber auf der anderen Seite gibt es, wie wir sahen, auch eine besondere Überempfindlichkeit gegen Strahlen, auf der vermutlich die Dermatitis photoelectrica beruht.

Bei allen eben besprochenen Substanzen und Energien handelt es sich also zum Teil um disponierende, fördernde Einflüsse, deren Bedeutung für die Entstehung des Ekzems unumstritten ist. In dieser Hinsicht entsprechen die durch sie bewirkten Effekte dem früher besprochenen Einfluß zufälliger Hautverletzungen auf die Ekzementwicklung. Derartige Hautwunden können nicht allein durch eine zufällige Einwirkung einer Gewalt (Riß, Schnitt, Stich usw.) zustande kommen, sondern durch die ekzemauslösende Substanz selbst. Bei den ätzenden Stoffen, namentlich Säuren, Laugen und basischen Substanzen (Kalk, gewisse Kunstdünger) hat man gelegentlich beobachtet, daß sich ein Ekzem an eine vorausgegangene Verätzung mit diesem Stoff angeschlossen hat. Am häufigsten soll dies beim Kalk und Kunstdünger vorkommen, ich sah es z.B. auch nach Flußsäure bei einem Glasarbeiter. Auffallenderweise scheint hier das Bichromat eine Sonderstellung einzunehmen; denn Engelhardt und ich haben in der letzten Zeit gegen hundert Bichromatarbeiter in Bichromat herstellenden Betrieben untersucht, die seit vielen Jahren immer wieder an Chromgeschwüren erkrankten, ohne daß sich ein Bichromatekzem angeschlossen hätte. Auffallenderweise scheinen auch Verätzungen der Schleimhäute keine Begünstigung einer Sensibilisierung im Gefolge zu haben. Denn obwohl nach einer ganzen Reihe von Substanzen Ätzungen der Nasenschleimhaut und Durchlöcherungen des Septums zustande kommen (Bichromat, Soda, Ammoniak, Arsenstaub, Schweinfurter Grün, Zement) und daher in gewissen Berufen derartige Erkrankungen sehr häufig sind, können sie jahrelang bestehen bleiben, ohne daß sich trotz Weiterwirkens der ursächlichen Schädlichkeit ein Ekzem anschließt.

Bevor wir zu der besonders wichtigen Frage der Konzentration eingehen, muß zum Schluß dieser allgemeinen Betrachtung auf zwei Punkte aufmerksam gemacht werden:

Wenn es nämlich auch für die gutachtliche Äußerung genügt, daß z. B. ein Arbeiter ein chronisches Ekzem im Galvanisierungsbetrieb erworben hat, weil in der Liste der Verordnung ganz allgemein von chronischen oder chronisch-rezidivierenden Hauterkrankungen in Galvanisierungsbetrieben gesprochen wird, ist es im Interesse des Erkrankten unbedingt erforderlich, die Ursache des Ekzems genauer zu bestimmen: man muß untersuchen, ob seine Krankheit auf einer Überempfindlichkeit gegen eines der organischen oder der anorganischen Entfettungsmittel, Benzin, Benzol, Tri, Kalkmilch, Wiener Kalk beruht oder durch Salze des Bades, Zyanverbindungen, Nickel-, Silber-, Goldsalze, durch Säuren usw. hervorgerufen wurde. Denn wenn es durch die Ekzemproben gelingt, die eigentliche Ursache sicherzustellen, dann kann der Erkrankte bei genügender Rücksichtnahme des Arbeitsgebers häufig seine Arbeit unter Vermeidung der für ihn schädlichen Substanz fortsetzen; sonst wäre er gezwungen, seinen Beruf zu wechseln und fiele der Versicherung zur Last.

Der zweite Punkt betrifft folgendes: Es kommt immer wieder einmal vor, daß ein Ekzem, bei welchem man aus der Anamnese ohne weiteres auf eine gewerbliche Schädigung schließen würde, überhaupt nicht mit dem Beruf zusammenhängt. Nachdem man in einem solchen Falle lange Zeit hindurch immer wieder von neuem und mit negativem Erfolg versucht hat, mittels Reizproben nach der beruflichen Noxe zu fahnden, entdeckt man schließlich, vielleicht durch Zufall, daß das Ekzem durch eine außerberufliche Noxe verursacht wurde. Selbst durch klinische Äußerungen der Krankheit kann man sehr leicht irregeführt werden. Fast immer bessert sich das Ekzem, so oft der Patient in Ferien verreist — bei dem einen, weil er die Berufsarbeit unterbricht, bei dem anderen aber, weil er nicht mit den für ihn schädlichen Primeln, Bastelarbeiten, Wachstüchern, Farben in seiner Wohnung in Berührung kommt! Auch im Privatleben bestehen ja die mannigfachsten Möglichkeiten, sich ein Ekzem zuzuziehen; nur ganz wenige Patienten geben an, daß sie nach Arbeitsschluß überhaupt nichts mehr tun, selbst dann kann die Zeitung, die sie am Abend lesen, die Primel im Zimmer, ja die Wäsche, wenn mit einem Waschmittel gewaschen, gegen das eine Überempfindlichkeit besteht, zum Ekzem führen. Die meisten aber haben noch irgendeine Liebhaberbeschäftigung, wie Radiobasteln (Lötwasser, Kunstharz, Radiohörer), Gartenarbeit, Musikspiel (Kolophonium, Pernambukholz, Geigenlack), Briefmarkensammeln (Klebstoff) und anderes mehr. Wenn man also die Anamnese eines anscheinend im Beruf ekzematös Erkrankten aufnimmt, muß man stets auch nach den außerberuflichen Betätigungen fragen und diese bei der Auswahl von zu prüfenden Substanzen im geeigneten Falle berücksichtigen.

Wenn wir bisher ganz allgemein von den besonderen Eigenarten der verschiedenen Substanzen gesprochen haben, bleibt noch die wichtige Frage zu behandeln, in welcher Konzentration die zu prüfenden Substanzen bei den Reizproben angewandt werden sollen.

Bei einem bestimmten Überempfindlichkeitsgrad sind die ausgelösten Hauterscheinungen abhängig von der „Quantität" der Noxe, wobei wir unter Quantität das Produkt von Konzentration und Einwirkungsdauer verstehen: Eine schwache Konzentration kann bei langer Einwirkung die gleichen Entzündungsgrade auslösen wie eine starke bei kurzdauerndem Kontakt. Bei den üblichen Prüfungen mittels Reizproben wird die Dauer der Einwirkung im allgemeinen gleich gehalten (in der Regel 24 Stunden), variabel bleibt also dann nur die Konzentration.

Aus verschiedenen Gründen muß man bei allen Substanzen, welche geprüft werden sollen, die anzuwendende Konzentration besonders auswählen: 1. um zu vermeiden, daß bei den obligat reizenden Substanzen zu starke Reizungen entstehen, die zu Unzuträglichkeiten beim Patienten führen. 2. um zu vermeiden, daß bei obligat reizenden Substanzen solche Konzentrationen geprüft werden, die bei jedem Menschen eine, wenn auch nur geringe Reizung verursachen: denn aus Reaktionen, die auf diese Weise entstehen, kann man sehr häufig keinen genügend beweiskräftigen Schluß auf das Bestehen einer Überempfindlichkeit ziehen. 3. um zu vermeiden, daß man mit zu geringen Konzentrationen prüft, welche dann trotz bestehender Überempfindlichkeit keine Reaktionen auslösen.

Zu 1. Selbst solche Konzentrationen, die normalerweise beim beruflichen Kontakt von der Mehrzahl der Menschen reaktionslos vertragen werden, können dann, wenn sie in Form von Reizproben einwirken, auch beim Normalen zu schweren Entzündungserscheinungen führen. Denn der luftdichte Abschluß des aufgelegten Pflasters bewirkt einen sehr innigen Kontakt und erleichtert auf diese Weise wesentlich das Eindringen der zu prüfenden Substanz in die Haut. Jeder Hautgesunde kann z. B. eine gewisse Zeit mit gewöhnlichem Benzin hantieren, ohne daß sich danach eine auch nur geringfügige Hautentzündung einstellt; dasselbe Benzin, als Reizprobe aufgelegt, verursacht aber schon nach wesentlich kürzerer Zeit bei fast allen Menschen eine blasige Reaktion, die noch nach vielen Tagen sichtbar ist. Wie Benzin verhalten sich eine ganze Reihe anderer flüchtiger und nicht flüchtiger, organischer und anorganischer Stoffe. Von trockenen, aber wasserlöslichen Substanzen geht unter dem Pflaster infolge der Durchfeuchtung mit retiniertem Schweiß immer ein gewisser Teil in Lösung, fettlösliche, feste Körper lösen sich in den Fettbestandteilen des Hautsekretes, so daß auch bei diesen Stoffen die Einwirkungsart auf die Haut in Form von Reizproben eine ganz andersartige ist als gewöhnlich beim beruflichen Kontakt mit den trockenen Kristallen oder Pulvern.

Zu 2. Alle für die Haut primärtoxischen Substanzen darf man nicht in unverdünntem Zustand prüfen. Bei ihnen gibt es aber bei bestimmter Einwirkungsdauer eine bestimmte Konzentration, die beim nicht Überempfindlichen nicht mehr reizt. Oberhalb dieser „Grenzkonzentration" treten Reaktionen auch beim Normalempfindlichen, unterhalb derselben erst beim Überempfindlichen auf. Da ganz allgemein der „Normalzustand" (nicht allein der Haut, sondern überhaupt der biologischen Reaktionsweise des lebenden Organismus) eine gewisse Breite besitzt, innerhalb welcher die einzelnen Individuen teils an der oberen teils an der unteren Grenze stehen, zeigt es sich, daß auch die Grenzkonzentrationen normalerweise zwischen einem oberen und einem unteren Wert pendeln. Prüft man nun mit einer Konzentration, die an dieser oberen Grenze liegt, dann kann eine positive Reaktion beim Prüfling, selbst wenn sie etwas stärker ist als die bei 2 oder 3 mitgeprüften Kontrollpersonen, trotzdem noch im Bereich des Normalen liegen. Infolgedessen ist es bei allen Überempfindlichkeitsprüfungen notwendig, unterhalb dieser Grenzkonzentrationen zu bleiben.

Noch aus einem weiteren dritten Grund ist die Kenntnis der Grenzkonzentrationen wünschenswert: Falls man nämlich mit einer Konzentration prüft, die ganz erheblich unter ihr liegt, wird man wohl die stark Überempfindlichen herausfinden können, alle diejenigen aber, deren Überempfindlichkeit (namentlich die allgemeine, wenn man an der gesunden Haut prüft) verhältnismäßig gering ist, so daß sie durch die zu geringe Konzentration des schädlichen Stoffes nicht manifest wird, entgehen dem Prüfenden.

Eines der schwierigsten Kapitel bei der Prüfung in der allgemeinen Praxis ist das Beschaffen von Kontrollen; dieser Sorge enthebt uns die Kenntnis derjenigen Konzentrationen, die normalerweise nicht reizen.

Frei, Halle und ich haben für eine Reihe von Substanzen die Grenzkonzentrationen bestimmt und mitgeteilt. Die Feststellung dieser Konzentrationen ist sehr langwierig, und es wäre angebracht, wenn auch anderenortes derartige Untersuchungen ausgeführt und veröffentlicht würden. Um aber auch Anhaltspunkte für die Prüfung mit anderen für die Praxis wichtigen Stoffen zu gewinnen, habe ich aus unserem klinischen Material eine große Anzahl von Substanzen herausgesucht, welche in den angegebenen Konzentrationen normalerweise bei der üblichen Prüfung keine Reizungen hervorrufen. Diese Konzentrationen sind aber keine Grenzkonzentrationen, sondern sie liegen mehr oder weniger weit unterhalb derselben. Eine Zusammenstellung findet sich in einer Tabelle am Schlusse dieser Abhandlung.

Wenn man also eine Reizprobe mit einer in dieser Tabelle angeführten Konzentration in der üblichen Weise auflegt und wenn sich danach eine positive Hautreaktion zeigt, so kann man daraus direkt auf das Bestehen einer Überempfindlichkeit gegen die geprüfte Substanz schließen, ohne daß Kontrolluntersuchungen erforderlich sind.

Immer wieder aber wird man vor die Aufgabe gestellt, Stoffe zu prüfen, deren Wirkung auf die normale Haut unbekannt ist. Wenn man sich zur Regel macht, zunächst immer nur mit einer höchstens 2%igen Lösung der unbekannten Substanz zu beginnen, dann wird man niemals zu starke Reizungen auf Grund einer primären Toxizität für die Haut erleben. (Ich kenne zur Zeit nur einen Stoff, der schon in dieser Konzentration auf der gesunden, unverletzten Haut erhebliche Reaktionen auslöst, nämlich technischer Schwefelkohlenstoff.) Hier ist aber die gleichzeitige Prüfung von Kontrollpersonen ganz besonders wichtig und unerläßlich; denn man kennt ja (fast) nie die frühere Reaktionsfähigkeit des zu untersuchenden Kranken, sondern man muß die bei ihm entstehende Reaktion mit der zunächst noch unbekannten der normalen Individuen vergleichen. Von dem Resultat, das sich bei dieser ersten Prüfung ergibt, muß man das weitere Vorgehen abhängig machen. War auch beim Normalen keine Reizung aufgetreten, dann wird man mit der Konzentration steigen, anderenfalls mit ihr zurückgehen, vorausgesetzt natürlich, daß der zu prüfenden Substanz auf Grund der anamnestischen Angaben eine besondere Bedeutung zuzukommen scheint.

In bestimmten Fällen aber wird man auch bei den in der Liste aufgenommenen Substanzen von vornherein mit geringeren Konzentrationen beginnen. Es gelingt manchmal, namentlich dem Geübteren, aus dem klinischen Bild und der Anamnese den Grad einer bestehenden Überempfindlichkeit wenigstens grob quantitativ zu mutmaßen: wie ich oben schon bei der Beurteilung der Resultate kurz erwähnte, lassen plötzlich entstehende, ganz akute und kurz nach dem ersten Kontakt mit irgendeiner neuen Substanz auftretende Ekzeme auf einen hohen Grad von Überempfindlichkeit schließen hauptsächlich dann, wenn entweder nur ganz geringe Mengen der Noxe mit der Haut in Berührung kamen oder der Kontakt nur ganz kurzdauernd war. Umgekehrt allerdings erlauben chronische und auch langsam entstehende Ekzeme nicht mit der gleichen Wahrscheinlichkeit den Schluß auf eine geringgradige Überempfindlichkeit; denn trotz der Chronizität der Erkrankung kann die allgemeine Überempfindlichkeit sehr groß sein. Wenn möglich wird man beim Anstellen von Reizproben auf solche Erfahrungen Rücksicht nehmen, also in Fällen, in welchen man eine hohe Überempfindlichkeit gegen die zu prüfende Substanz vermutet, wesentlich geringere Konzentrationen zur Prüfung anwenden, als sie in der Tabelle am Schluß dieser Schrift angeführt sind (etwa $^1/_{10}$—$^1/_{50}$ so stark), jedoch mit der Konzentration steigen, falls keine Reaktionen auftreten. Bei anderen, nicht aufgeführten Stoffen ist es zweckmäßig, mit etwa $^1/_{100}$ der technisch verwendeten Konzentration zu beginnen, wenn Verdacht auf besonders starke Idiosynkrasie besteht. Man kann auch die Zeitdauer variieren und den zu prüfenden Stoff statt 24 Stunden kürzere Zeit einwirken lassen. Dieses Verfahren ist aber in der Regel nur in Krankenhäusern anwendbar, kommt also bei der Prüfung in der Praxis nur ausnahmsweise in Betracht.

Wie sollen wir nun in der Praxis eine positive Reaktion bewerten? Beweist ein positives Resultat mit Sicherheit, daß die geprüfte Substanz auch die Ursache des Ekzems ist?

Jede Beurteilung von Prüfungsergebnissen muß mit äußerster Vorsicht und unter Berücksichtigung der Anamnese erfolgen. In allen Fällen, in denen eine starke Reaktion mit Schwellung, eventuell sogar Bläschenbildung nach einer Konzentration aufgetreten ist, die wesentlich unterhalb der obligat reizenden liegt, und es sich nicht um einen ausgesprochen polyvalent überempfindlichen Patienten handelt, kann man mit sehr großer Wahrscheinlichkeit den derart reizenden Stoff als die auslösende Ursache ansehen. In vielen Fällen grenzt diese Wahrscheinlichkeit an Sicherheit. In allen übrigen muß man, wie übrigens bei sehr vielen anderen diagnostischen Hilfsmitteln, das Urteil abhängig machen von den Ergebnissen der Anamnese, von den Beobachtungen, die man vielleicht bei der Besichtigung der Arbeitsstätte und den Erfahrungen, die man selbst oder andere in analogen Betrieben gemacht haben. Es sind dies die gleichen Überlegungen, welche ganz allgemein auch bei den Asthmatests angestellt werden müssen, da in vielen Fällen auch hier das positive Testresultat erst im Verein mit der Anamnese die Bedeutung der geprüften Substanz für das Zustandekommen des Asthmas sicher stellt.

Denn das positive Resultat mit einer Reizprobe kann, wie wir sahen, durch eine polyvalente Überempfindlichkeit bedingt sein, wobei die geprüfte Substanz trotz der positiven Reaktion gar nicht die eigentliche Ekzemursache zu sein braucht. Nun wird man wohl annehmen können, daß mit großer Wahrscheinlichkeit jeder Stoff, gegen welchen ein Ekzematiker überempfindlich ist, das Ekzem zum mindesten unterhalten kann; insofern ist es wichtig, auch einer Polyvalenz nachzugehen und dem Patienten zu empfehlen, sich vor allen den Substanzen in Acht zu nehmen, die sich für ihn als schädlich erwiesen haben. Wenn es sich aber um eine sekundäre, erst im Gefolge einer spezifischen Überempfindlichkeit aufgetretene Polyvalenz handelt, dann wird das Ekzem, solange die eigentliche Ursache nicht festgestellt ist, nicht abheilen. Dann muß man weiter suchen; manchmal gelingt es sie dadurch zu eruieren, daß man den Patienten anhält, nach Wiederaufnahme der Arbeit ganz genau aufzupassen, bei welcher Hantierung, bei welchem Arbeitsgang usw. ein Rezidiv auftritt (z. B. Gärtner beim Umpflanzen von Chrysanthemen, Bäcker bei der Herstellung gewisser Kuchen [Vanille, ätherische Öle], Konditoren beim Marzipanmachen [Rosenöl? Bittermandelöl?], Kürschner bei gewissen Pelzarten [Farbe, bestimmtes Haar], Friseure bei gewissen Haarwassern usw. oder außerberuflich: bestimmtes Kleidungsstück, bestimmte Zeitung [illustrierte Sonntagsbeilage]). So wird dann die Auswahl der zu prüfenden Substanzen eingeschränkt und nach einer bestimmten Richtung geleitet. Oder schließlich bleibt noch das Verfahren, das z. B. beim Nahrungsmittelasthma schon längst üblich ist: wie man bei diesem nach zweitägiger Teediät ganz allmählich ein Nahrungsmittel nach dem anderen zugibt und seine Wirkung auf den Patienten beobachtet, so kann man bei Ekzematikern die gewöhnliche Tätigkeit sukzessive aufbauen, indem man allmählich eine Verrichtung nach der anderen hinzunehmen läßt. Allerdings sind es Ausnahmefälle, bei denen man auf diese Weise vorgehen kann. Ganz allgemein aber verlangt jedes Ekzem seine eingehende aber individuelle Bearbeitung, und die langsam sich steigernde Erfahrung hilft allmählich auch in komplizierteren Fällen die eigentliche Noxe öfters zu eruieren, als dies vielleicht anfangs gelang.

Gegen die praktische Verwertbarkeit der Ekzemproben bei der Aufklärung gewerblicher Ekzeme haben Oppenheim und sein Schüler Steiner Bedenken erhoben. Wir können uns ihren Argumentationen nicht anschließen. Mehr als bei jedem anderen diagnostischen Vorgehen hängt gerade bei den Ekzemproben der Erfolg fast stets von der Intensität ab, mit welcher man jedem einzelnen Fall nachgehen und seine besonderen expositionellen Bedingungen herausfinden kann. Je mehr man sich mit jedem Patienten beschäftigt, um so größer ist die Wahrscheinlichkeit, daß man die Ursache seines Ekzems eruiert. Infolgedessen kann man auch nicht ohne weiteres die Ergebnisse verschiedener Untersucher hinsichtlich der Zahl der von ihnen durch Ekzemproben aufgeklärten Ekzeme miteinander vergleichen.

Bei verschiedenen Durchuntersuchungen gewerblicher Betriebe habe ich sehr viele Gesunde, Ekzemkranke und ekzemkrank Gewesene in dieser Weise geprüft und aus den zum Teil veröffentlichten Ergebnissen die Brauchbarkeit der Methode auch für derartige Untersuchungen nachgewiesen. Etwaige Fehlschlüsse durch eine polyvalente Überempfindlichkeit können bei entsprechender Prüfung durchaus vermieden werden.

In nicht seltenen Fällen beruhen Differenzen im Ergebnis von Prüfungen, die nach gewissen Intervallen wiederholt wurden, auf nicht einwandfreier Methodik: Man muß ganz besonders darauf achten, daß sich die Pflaster nicht lockern können; sie müssen unbedingt, wenn die Prüfung verwertet werden soll, nach 24 Stunden noch genau so fest und glatt liegen, wie man sie aufgelegt hat.

Über die Schwankungen der Überempfindlichkeit im Verlauf eines Ekzems habe ich gesprochen und daraus den Schluß gezogen, daß man die Prüfung nach Abheilen des Ekzems — insbesondere der akuten Erscheinungen — wiederholen soll. Dadurch werden Fehlschlüsse vermieden. Natürlich können auch allgemeine vorübergehende oder dauernde Desensibilisierungen Differenzen bei Wiederholungsprüfungen bedingen oder bei Begutachtungen, die eine gewisse Zeit nach der Heilung des Ekzems vorgenommen werden, den Erfolg von Ekzemproben vereiteln. Dabei weise ich besonders darauf hin, daß infolgedessen aus einem negativen Prüfungsergebnis nicht unbedingt darauf geschlossen werden darf, daß die geprüfte, aber nicht reizende Substanz als Ursache des Ekzems abzulehnen sei. Wie groß die Zahl derartiger sich bei der Prüfung als desensibilisiert erweisenden Fälle ist, kann man nie ermitteln, da in der Regel die Zahl der Prüfungen begrenzt ist.

Nach unseren Erfahrungen und denjenigen anderer Untersucher können wir auf die Prüfung eines jeden Ekzems, ob gewerblich bedingt oder nicht, mit Ekzemreizproben nicht verzichten. Bloch hat einmal gesagt, daß er sich kein Gutachten über ein gewerbliches Ekzem vorstellen könne, bei welchem Ekzemproben nicht angestellt sind, ein Standpunkt, den auch wir voll und ganz vertreten.

Wenn wir zum Schluß dieses Abschnittes die Zahl der überhaupt als Ekzemauslöser in Frage kommenden und daher gelegentlich zu prüfenden Substanzen betrachten, so erkennen wir, daß sie wesentlich größer ist als die Zahl derjenigen, welche als Gewerbegifte bekannt sind. Mit der Neueinführung technischer Produkte und Verfahren kommen immer neue Ekzemursachen dazu (Bichromatekzeme bei Zinkdruckern, Eisrotekzeme bei Baumwollfärbern, TNT-Ekzeme bei Munitionsarbeitern), während der Abgang von Ekzemnoxen im allgemeinen nur eine untergeordnete Rolle spielt. Das zeigen uns die Statistiken über die Beteiligung der Hautkrankheiten an den gewerblichen Erkrankungen, aus denen hervorgeht, daß trotz der immer intensiver werdenden gewerbehygienischen Prophylaxe in der Gesamtzahl keine Abnahme eingetreten ist.

Ganz besonders aber wird auffallen, daß als Ekzemursachen ganz andere Substanzen in Betracht kommen, als in der Liste der Verordnung über die Ausdehnung des Unfallgesetzes auf die Berufskrankheiten aufgeführt sind. Die jetzt gültige Regelung ist zweifellos nur als Übergangsstadium zu betrachten; man kann nicht Ekzemursachen in eine „Giftliste“ für gewerbliche Erkrankungen einreihen und sie mit den üblichen Gewerbegiften identifizieren. Wenn man überhaupt eine Einschränkung bei den auslösenden Schädlichkeiten machen will (was aber wissenschaftlich nicht berechtigt ist), dann könnte man höchstens eine Liste von häufig Ekzem auslösenden Substanzen völlig von der „Giftliste“ abtrennen. Etwas anderes wäre eine Einschränkung bei den ausgelösten Erscheinungen, wie sie ja teilweise dadurch gegeben ist, daß bei gewissen Versicherungsfällen nur chronische oder chronisch-rezidivierende Hauterkrankungen aufgeführt sind.

Dritter Teil.

Gewerbeekzeme und Unfallversicherung.

Bevor man sich mit den versicherungsrechtlichen Fragen befaßt, die sich aus den Verordnungen des Reichsarbeitsministers vom 12. Mai 1925 und 11. Februar 1929 ergeben — und das muß bei der Häufigkeit beruflicher Erkrankungen jeder Arzt —, sollte man die allgemeinen Unfallgesetze kennen. Denn ganz abgesehen davon, daß die Verordnung einen Teil des Unfallgesetzes selbst darstellt, kann, wie wir sehen werden, unter Umständen ein Gewerbeekzem auch direkt als Unfall auftreten. Meistenteils wird es sich jedoch darum handeln, entsprechend den heute geltenden Bestimmungen zu entscheiden, ob eine in die Unfallversicherung einbezogene Erkrankung vorliegt oder nicht.

Da die Verordnung eine Ergänzung der Reichsversicherungsordnung (RVO.) darstellt, und infolgedessen die Voraussetzungen und Leistungen in jeder Hinsicht denen entsprechen, welche bei eigentlichen Unfällen vorgeschrieben sind, wird in der Verordnung vielfach auf die Bestimmungen der RVO. zurückgegriffen.

Über die allgemeinen versicherungsrechtlichen Fragen, welche sich aus dieser Verordnung ergeben, kann man sich eingehend in dem ausgezeichneten Heft 12 der Schriftenreihe „Arbeit und Gesundheit" orientieren, einer unentbehrlichen Erläuterung zu den kurzgefaßten Paragraphen und Hinweisen dieser Verordnung auf die RVO. Für die speziellen Fragen aber, die sich aus der pathobiologischen und versicherungsrechtlichen Sonderstellung der gewerblichen Ekzeme ergeben, erscheint es erforderlich, auf einige Besonderheiten und Folgerungen einzugehen, welche in diesen Gesamterläuterungen naturgemäß nicht mit solcher Ausführlichkeit besprochen werden konnten.

1. Der Begriff der Berufskrankheit.

Trotz vieler Definitionsversuche ist es bis heute noch nicht gelungen, zu einer allgemein befriedigenden Formulierung des Begriffes der Berufskrankheit zu gelangen. Das liegt vor allem daran, daß in der überwiegenden Mehrzahl der Fälle die Krankheit, die wir aus ätiologischen Gründen als Berufskrankheit bezeichnen, nicht nur bei der beruflichen Betätigung vorkommt und infolgedessen fast niemals von den sonstigen, nichtberuflichen Erkrankungen abgesondert werden kann. Da aber für rechtliche Bedürfnisse eine scharfe Abgrenzung unbedingt erforderlich ist, hat man in der Verordnung zwar eine Definition des allgemeinmedizinischen Begriffs der Berufskrankheiten vermieden, aber für die praktischen Bedürfnisse folgendermaßen bestimmt: § 1. Berufskrankheiten im Sinne der Unfallversicherung sind die Krankheiten in Spalte 2 der Anlage, wenn sie durch berufliche Beschäftigung in einem in Spalte 3 der Anlage neben der Krankheit bezeichneten Betriebe verursacht sind (Wortlaut des Gesetzes am Schluß).

2. Die Meldepflicht.

Besteht ein begründeter Verdacht, daß es sich in irgendeinem Falle von beruflichem Ekzem um eine der Versicherung unterliegende Erkrankung handelt, dann ist der behandelnde Arzt verpflichtet, eine Meldung an das Versicherungsamt zu machen. Hierzu werden von dieser Behörde besondere Formulare zur Verfügung gestellt. Es ist Vorschrift, daß jeder die Erkrankung feststellende Arzt die Meldung zu erstatten hat; nur wenn er bestimmt weiß, daß ein anderer Arzt dies bereits getan hat, kann er davon Abstand nehmen.

Einer besonderen Auslegung bedürfte der Begriff „begründeter Verdacht". Prinzipiell könnte es zum Eintritt der Meldepflicht genügen, daß der Erkrankte bei seiner beruflichen Tätigkeit mit einem der Stoffe in Berührung kommt, welche in der Verordnung besonders aufgeführt sind. Nun liegen aber die Bedingungen, welche zu einem Gewerbeekzem führen, ganz anders als diejenigen, welche zu einer insbesondere chronischen gewerblichen Vergiftung Veranlassung geben. Während man bei den letzteren wohl sagen kann, daß sie fast stets durch die kumulierende Einwirkung von Gewerbegiften allmählich zustande kommen, und daß zu der Auslösung akuter Erscheinungen stets relativ erhebliche Giftmengen erforderlich sind, genügen ja zur Auslösung von Ekzemen bereits Spuren einer an sich oft ungiftigen Substanz — Milligramme, gelegentlich sogar tausendstel Milligramme bei einmaliger Einwirkung. Das Ekzem kann also, wie wir in den früheren Abschnitten sahen, ebensogut durch Substanzen entstehen, welche nur gelegentlich oder in minimaler Menge im Beruf benützt werden. Meines Erachtens genügt aber die Tatsache nicht, daß ein Ekzem z. B. in einem Bleibetrieb, z. B. in einer Akkumulatorenfabrik, entstanden ist, um es mit begründetem Verdacht als Bleiekzem zu melden. Denn außer Blei werden in derartigen Betrieben noch zahlreiche andere Substanzen gebraucht, die alle Ekzeme verursachen können, wie Säuren, Lösungsmittel, Schmieröle, während gerade das Blei, um bei diesem Beispiel zu bleiben, nach den vorliegenden Erfahrungen bei der Entstehung von Ekzemen bestenfalls nur eine ganz geringe Rolle spielt. Einen begründeten Verdacht allein auf Grund der Art der Beschäftigung aussprechen könnte man generell erst dann, wenn durch umfangreiche Untersuchungen festgestellt wäre, in welchem zahlenmäßigen Verhältnis bei einer bestimmten Tätigkeit in den verschiedenen Betrieben Blei-, Quecksilber-, Arsen-, Benzol-, Amidokörperekzeme usw. zu Ekzemen anderer, in der Verordnung nicht erfaßter Ätiologie stehen. Zur Zeit aber kennen wir ganz allgemein nur wenige Berufe, in welchen die entstehenden Ekzeme vorzugsweise auf eine bestimmte, für den betreffenden Beruf charakteristische Substanz zurückgeführt werden kann. Derartige Berufe sind z. B. die Pelzfärberei, bei der etwa die Hälfte der hierbei auftretenden Ekzeme durch Ursol bedingt ist, gewisse Holzbearbeitungsbetriebe, in denen exotische Hölzer verarbeitet werden, Eisrotfärbereien, in welchen vorzugsweise die diazotierten Basen die Ekzeme auslösen, das Chrombelichtungsverfahren, in dem Bichromat Ursache der meisten Ekzeme ist oder schließlich Alkaloidbetriebe, in denen Morphin und seine Derivate, Chinin, Atropin, Strychnin hergestellt werden. Hinzuzurechnen sind auch solche Betriebsarten, in denen viel mit Terpentin und den übrigen Lösungsmitteln gearbeitet wird. Tritt bei einem in diesen Berufen Beschäftigten ein Ekzem auf, dann liefert nach dem eben Gesagten schon die Beschäftigungsart einen begründeten Verdacht, und es kommt dann — solange die jetzt gültige Verordnung in Kraft ist — nur darauf an, ob die verdächtigte Substanz auch in der Liste angeführt ist oder nicht. Bei Ekzemen aber in allen anderen Berufen kann man nur in den seltensten Fällen mit begründetem Verdacht vermuten, daß diese oder jene Substanz ursächlich in Frage kommt. In der Praxis ist naturgemäß eine derartige Trennung der einzelnen Berufe gar nicht durchzuführen und keineswegs wünschenswert. Es wäre einfach, wenn man generell die Forderung aufstellen könnte, daß ein begründeter Verdacht nur auf Grund einer vorher angestellten Reizprobe ausgesprochen würde. Das ist aber *in der Praxis nicht möglich* und würde zur Zeit wenigstens noch zu manchen Komplikationen führen. Die Entscheidung über die Meldung wird der Arzt nach wie vor von Anamnese und Erfahrungen über den Einfluß einer bestimmten Tätigkeit auf die Haut abhängig machen.

3. Die der Versicherung unterliegenden Tätigkeiten und Betriebe.

Aus dem Wortlaut der Verordnung geht hervor, daß ein Gewerbeekzem nur dann unter die zu entschädigenden Berufskrankheiten fällt, wenn es in einem versicherten Betriebe oder in einer versicherten Tätigkeit (RVO. §§ 537—554c) entstanden ist. Hiervon kommen für unsere Fragen die folgenden Paragraphen der RVO. hauptsächlich in Betracht:

§ 537.

Der Versicherung unterliegen:

1. Bergwerke, Salinen, Aufbereitungsanstalten, Steinbrüche, Gräbereien (Gruben).

2. Fabriken, Werften, Hüttenwerke, Apotheken, gewerbliche Brauereien und Gerbereibetriebe.

3. Bauhöfe, Gewerbebetriebe, in denen Bau-, Dekorateur-, Steinhauer-, Schlosser-, Schmiede- oder Brunnenarbeiten ausgeführt werden, ferner Steinzerkleinerungsbetriebe, sowie Bauarbeiten außerhalb eines gewerbsmäßigen Baubetriebes.

4. Das Schornsteinfeger-, das Fensterputzer-, das Fleischergewerbe und der Betrieb von Badeanstalten.

4a. Der Betrieb der Feuerwehren und Betriebe zur Hilfeleistung bei Unglücksfällen.

4b. Krankenhäuser, Heil- und Pflegeanstalten, Entbindungsheime und sonstige Anstalten, die Personen zur Kur oder Pflege aufnehmen, ferner Einrichtungen und Tätigkeiten in der öffentlichen und freien Wohlfahrtspflege und im Gesundheitsdienste.

4c. Laboratorien für naturwissenschaftliche, medizinische oder technische Untersuchungen und Versuche.

4d. Der Betrieb der Schauspielunternehmungen, Schaustellungen, Vorführungen, Musikaufführungen und von Gesangs- und deklamatorischen Vorträgen, sämtlich ohne Rücksicht auf den Kunstwert der Leistungen, die Lichtspielbetriebe (Herstellung Vertrieb und Vorführung von Lichtspielstreifen) und die Rundfunksendebetriebe.

5. Der gesamte Betrieb der Eisenbahnen und der Post- und Telegraphenverwaltung, die Betriebe der Verwaltung der Reichswehrmacht (Heer und Marine) sowie solche Betriebe der früheren Marine- und Heeresverwaltungen, die auf Zivilverwaltungen des Reiches übergegangen sind.

6. Der Binnenschiffahrts-, der Flößerei-, der Prahm- und der Fährbetrieb, das Schiffziehen (Treidelei), die Binnenfischerei, die Fischzucht, die Teichwirtschaft und die Eisgewinnung, wenn sie gewerbsmäßig betrieben oder vom Reich, einem Lande, einer Gemeinde, einem Gemeindeverband oder einer anderen öffentlichen Körperschaft verwaltet werden, der Baggereibetrieb sowie das Halten von Fahrzeugen auf Binnengewässern.

7. Der Fuhrwerksbetrieb, der Speditionsbetrieb, der Fahrbetrieb, der Reittier- und der Stallhaltungsbetrieb, wenn sie gewerbsmäßig betrieben werden, das Halten von anderen Fahrzeugen als Wasserfahrzeugen, wenn sie durch elementare oder tierische Kraft bewegt werden, sowie das Halten von Reittieren.

8. Der Speicher-, der Lagerei- und der Kellereibetrieb, wenn sie gewerbsmäßig betrieben werden.

9. Der Gewerbebetrieb der Güterpacker, Güterlager, Schaffer, Bracker, Wäger, Messer, Schauer, Stauer.

10. Betrieb zur Beförderung von Personen oder Gütern und Holzfällungsbetriebe, wenn sie mit einem kaufmännischen Unternehmen verbunden sind, das über den Umfang des Kleinbetriebes hinausgeht.

11. Unter der gleichen Voraussetzung (Nr 10) Betriebe zur Behandlung und Handhabung der Ware.

12. Betriebe zur Bewachung von Betriebs- und Wohnstätten.

§ 538.

Als **Fabriken** im Sinne des § 537, Nr 2, gelten Betriebe, die

1. gewerbsmäßig Gegenstände bearbeiten oder verarbeiten und hierzu mindestens 10 Arbeiter regelmäßig beschäftigen;
2. gewerbsmäßig Sprengstoffe oder explodierende Gegenstände erzeugen oder verarbeiten oder elektrische Kraft erzeugen oder weitergeben;
3. nicht bloß vorübergehend Dampfkessel oder von elementarer oder tierischer Kraft bewegte Triebwerke verwenden;

3a. Röntgeneinrichtungen verwenden;

4. vom Reichsversicherungsamt den Fabriken gleichgestellt werden. (Zu 4: Eine alphabetisch geordnete Zusammenstellung solcher Betriebe findet man im „Handbuch der Unfallversicherung“ Bd 1, S. 199—223.)

§ 539.

Der Versicherung unterliegen auch andere Betriebe, wenn sie wesentliche Bestandteile oder Nebenbetriebe der in den §§ 537, 538 bezeichneten Betriebe sind.

§ 539a.

Wenn bei einer Gast- oder Schankwirtschaft der Küchenbetrieb oder der Betrieb zur Behandlung und Handhabung der Ware nach den §§ 537—539 der Unfallversicherung unterliegt, erstreckt sich die Versicherung auch auf das Bedienen der Gäste.

§ 539b.

Gehört zu einem Unternehmen ein nach den §§ 537—539a versicherter Betrieb, so unterliegt der Versicherung auch der kaufmännische und verwaltende Teil des Unternehmens, soweit er den Zwecken des versicherten Betriebes dient und zu ihm in einem dem Zwecke entsprechenden örtlichen Verhältnis steht.

§ 540

enthält die Bestimmung, daß der § 539 nicht für landwirtschaftliche und Seeschifffahrtsbetriebe gilt, da für sie besondere Bestimmungen (vgl. §§ 915ff. und 1046ff.) erlassen sind.

Landwirtschaftliche Unfallversicherung.

Umfang der Versicherung.

Aus § 915.

Der Unfallversicherung unterliegen die landwirtschaftlichen Betriebe.

§ 916.

Als Teile des landwirtschaftlichen Betriebes gelten laufende Ausbesserungen an Gebäuden, die zum Betriebe der Landwirtschaft dienen, Bodenkultur- und andere Bauarbeiten für den Wirtschaftsbetrieb, besonders das Herstellen oder Unterhalten von Wegen, Dämmen, Kanälen und Wasserläufen für diesen Zweck; wenn ein landwirtschaftlicher Unternehmer die Arbeiten auf seinen Grundstücken oder für seinen eigenen landwirtschaftlichen Betrieb auf fremden Grundstücken ausführt, ohne sie an andere Unternehmer zu übertragen.

Führt ein landwirtschaftlicher Unternehmer Arbeiten, die für die Gemeinde zum Herstellen oder Unterhalten von Gebäuden, Wegen, Dämmen, Kanälen und Wasserläufen kraft öffentlich-rechtlicher Pflicht zu leisten sind und ihm als Landwirt obliegen, als Unternehmer aus, so rechnen sie zu seinem landwirtschaftlichen Betriebe.

§ 917.

Als landwirtschaftlicher Betrieb im Sinne des § 915 Abs. 1 gilt auch die Gärtnerei, die Park- und Gartenpflege sowie der Friedhofsbetrieb, soweit er nicht der gewerblichen Unfallversicherung unterliegt.

Kleine Haus- und Ziergärten, die nicht regelmäßig und in erheblichem Umfang mit besonderen Arbeitskräften bewirtschaftet werden und deren Erzeugnisse hauptsächlich dem eigenen Haushalt dienen, gelten nicht als landwirtschaftlicher Betrieb.

§ 918.

Die Versicherung gilt auch für Unternehmen, die ein landwirtschaftlicher Unternehmer neben seiner Landwirtschaft, aber in wirtschaftlicher Abhängigkeit von ihr betreibt (landwirtschaftliche Nebenbetriebe). Hierher gehören besonders Betriebe, die ganz oder hauptsächlich dazu bestimmt sind,

1. Erzeugnisse der Landwirtschaft des Unternehmers zu be- oder verarbeiten.
2. Bedürfnisse seiner Landwirtschaft zu befriedigen,
3. Bodenbestandteile seines Grundstückes zu gewinnen oder zu verarbeiten.

Zur Anerkennung ist fernerhin notwendig, daß die erkrankte Person versichert ist: RVO. §§ 544—554c, 922, 932, 1046—1064.

§ 544.

Gegen Unfälle bei Betrieben oder Tätigkeiten, die nach den §§ 537—542 der Versicherung unterliegen (Betriebsunfälle), sind versichert

1. Arbeiter, Gehilfen, Gesellen, Lehrlinge,
2. Angestellte,

wenn sie in diesen Betrieben oder Tätigkeiten beschäftigt sind. Verbotwidriges Handeln schließt die Annahme eines Betriebsunfalles nicht aus.

§ 544a.

Hat ein Verein einen Betrieb zur Hilfe bei Feuersnot oder anderen Unglücksfällen, so gelten die in diesem Betriebe tätigen Mitglieder als im Betriebe beschäftigte Arbeiter oder Angestellte, ohne Rücksicht darauf, ob der Verein rechtsfähig ist oder nicht.

§ 545.

Als Angestellte (§ 544 Abs. 1 Nr 2) in den nach § 537 Abs. 1 Nr 4d versicherten Betrieben gelten auch Personen, die zur Schaustellung oder Vorführung artistischer Leistungen vertraglich verpflichtet sind.

§ 545a.

Als Beschäftigung in einem der Versicherung unterliegenden Betriebe (§ 544 Abs. 1) gilt der mit der Beschäftigung in diesem Betriebe zusammenhängende Weg nach und von der Arbeitstätte.

§ 545b.

Als Beschäftigung in einem der Versicherung unterliegenden Betriebe (§ 544 Abs. 1) gilt die mit der Beschäftigung mit diesem Betriebe zusammenhängende Verwahrung, Beförderung, Instandhaltung und Erneuerung des Arbeitsgerätes, auch wenn es vom Versicherten gestellt wird.

§ 545c.

Die Vorschriften der §§ 545a und 545b über Betriebe gelten entsprechend für Tätigkeiten, die der Versicherung unterliegen.

Die Versicherung erstreckt sich auf häusliche und andere Dienste, zu denen Versicherte, die hauptsächlich im Betriebe oder bei versicherten Tätigkeiten beschäftigt sind, von dem Unternehmer oder dessen Beauftragten herangezogen werden.

§ 553a.

Die Vorschriften über die Entschädigung von Betriebsunfällen finden auch Anwendung, wenn jemand, ohne rechtlich dazu verpflichtet zu sein, unter Gefahr für Leben, Körper oder Gesundheit einen anderen aus gegenwärtiger Lebensgefahr rettet oder zu retten unternimmt und dabei einen Unfall erleidet.

Aus § 554.

Bauarbeiten außerhalb eines gewerbsmäßigen Baubetriebes sowie das nichtgewerbsmäßige Halten von Reittieren oder Fahrzeugen (§ 537 Nr 6, 7) gelten als Betrieb im Sinne des Unfallfürsorgegesetzes.

§ 1046.

Gegen Unfall versichert sind Personen, die

1. auf deutschen Seefahrzeugen als Seeleute ... oder für Rechnung eines anderen als des Reeders im Schiffsdienst beschäftigt werden, Kapitäne jedoch nur, wenn sie gegen Entgelt beschäftigt werden,

2. auf deutschen Seefahrzeugen auf inländischen Häfen oder auf inländischen Kanälen oder Flüssen beschäftigt werden, ohne zur Schiffsbesatzung zu gehören, wenn sie nicht anderweit auf Grund der Reichsversicherung gegen Unfall versichert sind;

3. in inländischen Betrieben schwimmender Docks und ähnlicher Einrichtungen sowie in inländischen Betrieben für den Lootsendienst, für Retten oder Bergen von Menschen oder Sachen bei Schiffbrüchen, für Bewachen, Beleuchten oder Instandhalten von Gewässern beschäftigt sind, die dem Seeverkehre dienen.

§ 1047

bestimmt auf Grund von Ausführungsbestimmungen vom Flaggengesetz den Begriff der Seefahrt.

§ 1048.

Nicht als Seefahrt gilt die Fahrt auf anderen Gewässern (nämlich als den in 1048 bestimmten), die mit der See verbunden sind, auch wenn sie von Seeschiffen befahren werden.

§ 1049.

Gegen Unfall versichert ist auch die Besatzung von Fahrzeugen, die zur Fischerei auf Gewässern der im § 1048 bezeichneten Art innerhalb der von der Reichsregierung festgesetzten Grenze dienen.

§ 1053.

Die Versicherung gilt für die Zeit von Anfang bis Ende des Dienstverhältnisses einschließlich der Beförderung vom Lande zum Fahrzeug und vom Fahrzeug zum Lande.

§ 1054.

Die Versicherung erstreckt sich auch auf

1. Unfälle, welche die nach den §§ 1046, 1049 Versicherten auf einem der Seeunfallversicherung unterliegenden Fahrzeug, auf dem sie beschäftigt sind, ohne zu dessen Besatzung zu gehören, bei dem Betrieb erleiden;
2. Unfälle deutscher Seeleute bei freier Zurückbeförderung, die ihnen nach dem Handelsgesetzbuch oder nach der Seemannsordnung (Reichsgesetzbl. 1902 S. 175) gewährt wird, oder bei Mitnahme auf deutschen Seefahrzeugen nach dem Gesetze, betreffend die Verpflichtung der Kauffahrteischiffe zur Mitnahme heimzuschaffender Seeleute (Reichgesetzbl. 1902 S. 212).

§ 1055a.

Für die Versicherung bei der Verwahrung, Beförderung, Instandhaltung und Erneuerung des Arbeitsgerätes sowie auf dem Wege zur Arbeitsstätte und von der Arbeitsstätte gelten die §§ 545a, 545b, 545c aus der gewerblichen Unfallversicherung.

§ 1056.

Ausgeschlossen von der Versicherung sind Unfälle, die der Versicherte erleidet, während er sich pflichtwidrig von Bord entfernt hält.

§ 1057.

Die Versicherung erstreckt sich auch auf

1. häusliche und andere Dienste, zu denen Versicherte, die hauptsächlich im Betriebe beschäftigt sind, von dem Unternehmer oder dessen Beauftragten herangezogen werden,
2. Dienstleistungen Versicherter beim Retten oder Bergen von Sachen.

Aus diesen angeführten Paragraphen ergibt sich, daß die große Zahl der besonders häufig an Ekzemen erkrankenden weiblichen Hausangestellten der Unfallversicherung nicht unterliegen: Dienstmädchen, Köchinnen, Waschfrauen in Privathaushaltungen usw. Die im § 546 gegebene Ausnahme hat praktisch kaum Bedeutung. Ebensowenig sind die Heimarbeiterinnen (Näherinnen, Schneiderinnen usw.) in die Versicherung einbezogen. Vor allem aber ist die Beschränkung einer Entschädigungspflicht für Unfälle und Berufskrankheiten auf Betriebe von 10 und mehr Arbeitern („Fabriken") zu beachten.

Im Gegensatz zu den Hausangestellten ist aber der Chauffeun eines Privatautos entschädigungsberechtigt, weil der „Wagenhaltungsbetrieb" (zu diesem gehört das Halten eines Privatautos) der Unfallversicherung unterliegt. Das gleiche gilt für jede angestellte Person, welche regelmäßig das Auto eines Herrenfahrers zu besorgen (reinigen, instandzuhalten) hat (wichtig wegen Schmieröl- usw. Ekzemen!).

4. Welche Gewerbeekzeme müssen gemeldet werden?

Es kommen hier folgende Nummern der Anlage in Frage: 1—13, wobei es aber meines Wissens nicht erwiesen ist, ob es Ekzeme durch Kohlenoxyd (andere, nicht ekzematöse Hauterkrankungen als Folgen einer CO-Vergiftung sind bekannt) sowie Radium und Röntgenstrahlen gibt.

Während zu der ersten Verordnung vom 12. Mai 1925 Richtlinien beigegeben waren, welche eine nähere Charakterisierung der zu entschädigenden Krankheitsformen bezweckten, ist bei dieser zweiten Verordnung davon Abstand genommen worden. Infolgedessen ergibt sich für die Praxis folgendes Bild:

Bei den Nr. 1—10 sind ganz allgemein außer den eigentlichen Vergiftungen alle beruflichen Hauterkrankungen durch die angeführten Stoffe erfaßt, bei Nr. 12 und 13 jedoch nur chronische und chronisch-rezidivierende Hautkrankheiten, also ganz bestimmte Erkrankungsformen bei ganz bestimmten Stoffen, und schließlich in Nr. 11 chronische und chronisch-rezidivierende Hauterkrankungen bei den angeführten Arbeiten, also ganz bestimmte Erkrankungsformen bei ganz bestimmter Arbeit, aber ohne Angabe einer auslösenden Substanz. Auf diese Weise entstehen eigenartige Differenzen bei der versicherungsrechtlichen Bewertung der einzelnen Arten von Gewerbeekzemen. Bei Nr. 1—10 sind alle Ekzeme, akute und chronische, auch solche, die in den ersten Arbeitstagen auftreten, zu melden, falls ein begründeter Verdacht eines Zusammenhanges mit der Berufsarbeit besteht. Dahingegen werden in den Nr. 11—13 alle akuten Ekzeme dann ausgeschaltet, wenn sie zum ersten Male auftreten, sie sind jedoch meldepflichtig, wenn sie als akutes Rezidiv früherer, aber geheilt gewesener Ekzemerkrankungen zustande kommen. Dabei ist, worauf wir noch zurückkommen werden, nicht zu entscheiden, ob bereits das zweite Rezidiv oder erst das dritte unter den Begriff „Chronisch-rezidivieren" fällt (chronisch-rezidivierend besagt nur, daß das Ekzem chronisch ist, das heißt öfters wiederkommt, nicht aber, daß auch das Rezidiv in Form eines chronischen Ekzems auftreten muß). Solche Unterschiede sind bei den gewerblichen Vergiftungen also bei der Bleivergiftung, der durch CO, Hg usw., nicht gemacht, hier sind akute und chronische Vergiftung in versicherungsrechtlicher Beziehung gleichgestellt.

In der folgenden Tabelle sind diejenigen Formen von Gewerbeekzemen, welche nach der geltenden Verordnung meldepflichtig sind, zusammengestellt.

Lfd. Nr	Auslösende Ursache bzw. Tätigkeit	Ekzemformen
1	Blei oder seine Verbindungen	acute, chronische und chronisch-rezidivierende
2	Phosphor	„
3	Quecksilber oder seine Verbindungen ..	„
4	Arsen oder seine Verbindungen........	„
5	Verbindungen des Mangans	„
6	Benzol oder seine Homologen .... Nitro- und Amidoverbindungen der aromatischen Reihe	„
7	Schwefelkohlenstoff..................	„
8	Schwefelwasserstoff..................	„
9	Kohlenoxyd	„
10	Röntgenstrahlen und andere strahlende Energie	„
11	Galvanisierungsarbeiten..............	nur chronische und chronisch-rezidivierende
12	Exotische Holzarten..................	„
13	Ruß, Paraffin, Teer, Anthrazen, Pech und verwandte Stoffe	„

Aus der Verordnung geht also klar hervor, daß nur diejenigen Ekzeme entschädigt werden, welche durch die angeführten Stoffe erzeugt sind, nicht aber z. B. Kalkekzeme in einem Blei- oder Arsenbetrieb oder Säureekzeme in einem Nitrobetrieb usf. Unter „verwandten Stoffen“ bei Nr. 13 verstehe ich solche, die in ihrer Zusammensetzung chemisch den angeführten entsprechen oder aus ihnen durch einfache Verfahren (z. B. Destillation) gewonnen werden und ihnen in ihrer krankmachenden Wirkung gleichen: so mineralische Schmieröle (Baumwollspinnerkrebs), Karbolineum, verflüssigte Kohle u. ä.

Es mutet zunächst eigenartig an, daß bei Substanzen, bei welchen keine nähere Beschreibung des versicherungsrechtlich erfaßten Krankheitsbildes gegeben wurde, jede Form von Gewerbeekzem, das akute, chronische, einmal oder mehrmals auftretende, in die Unfallversicherung einbezogen ist, bei den Ziffern 11—13 hingegen, bei welchen spezielle Angaben über die Art der Erkrankung vorliegen, nur chronische und chronisch-rezidivierende Hauterkrankungen.

Der Grund für diese uneinheitliche Fassung ist letzten Endes darin zu suchen, daß wir es in der Tabelle mit einer Kombination von Giftliste und Krankheitsliste zu tun haben. Die Giftliste war ursprünglich allein für die unter dem Bilde einer akuten oder chronischen Vergiftung verlaufenden Berufskrankheiten zusammengestellt, also für Erkrankungen, deren Symptome, wie wir weiter oben sahen, durch die besonderen chemischen, physikalischen und pharmakologischen Eigenschaften der auslösenden Substanzen bedingt sind.

Durch eine Entscheidung des Reichsversicherungsamtes wurde die Lücke in der ersten Verordnung schon vor der Durchberatung der zweiten Verordnung zunächst dadurch ausgefüllt, daß man auch diejenigen Hauterkrankungen in die Versicherung einbezog, welche durch die in der vorhandenen Liste angeführten Stoffe ausgelöst wurden. Dieser Modus blieb bei der Neufassung der Verordnung so bestehen, und man hat nur einige speziell an der Haut angreifende Schädlichkeiten neu aufgenommen, die neu einbezogenen Versicherungsfälle aber, soweit es sich um Hauterkrankungen handelte, im Gegensatz zu den ganz allgemein gehaltenen Angaben bei den aus der ersten Liste übernommenen „Giften" näher charakterisiert.

Eine Unsicherheit ergibt sich aus der Deutung des Begriffes „chronisches" Ekzem. Hier liegen die Dinge ganz ähnlich wie bei der Definition der Berufskrankheit. Vom wissenschaftlichen Standpunkt aus ist eine scharfe Trennung von akutem und chronischem Ekzem nicht möglich; denn der Übergang eines akutem in ein chronisches Ekzem ist in den meisten Fällen fließend, ja häufig entsteht ein Gewerbeekzem so langsam und fast ohne die charakteristischen Merkmale eines akuten Ekzemes, daß es von Anfang an als chronisches imponiert. Auch die Geschwindigkeit, mit welcher sich der akute Prozeß in den chronischen umwandelt, ist ganz verschieden, zumal die Acuität der Erkrankung sowohl durch Weiterwirken der Noxe als auch durch ungeeignete Therapie über recht lange Zeit hindurch erhalten bleiben kann. Diese Schwierigkeit läßt sich also nicht anders umgehen, als daß man ebenso wie bei der Definition der Berufskrankheit oder des Unfalls dekretiert. Chajes hat vorgeschlagen, ein Ekzem dann als chronisches zu betrachten, wenn es mindestens 13 Wochen (das ist die Hälfte der durchschnittlichen Zeit der Krankenkassenleistung und der Beginn der Leistungen durch die Berufsgenossenschaften bei Unfällen) dauert und ärztliche Pflege notwendig macht. Dabei soll in jedem Falle während eines erheblichen Teiles, nämlich der Hälfte, dieser 13 Wochen Arbeitsunfähigkeit bestanden und der Erkrankte auch seine Berufsarbeit ausgesetzt haben. Von Wichtigkeit ist nach Chajes weiterhin, daß während dieser Zeit trotz sachgemäßer ärztlicher Behandlung eine Heilung nicht erzielt worden ist. Auch der Begriff „chronisch-rezidivierend" muß für versicherungsrechtliche Fragen in bestimmter Weise formuliert werden. Nach dem allgemeinen ärztlichen Sprachgebrauch bedeutet chronisch-rezidivierend, daß eine Erkrankung mindestens dreimal aufgetreten ist, daß zwischen dem Auftreten der Rezidive jedesmal eine Heilung eingetreten war in dem Sinne, daß eine Heilbehandlung nicht mehr erforderlich war, und daß es sich um die gleiche Erkrankungsform, wie bei den vorangegangenen Erkrankungen, also um ein Ekzem handelt. Offensichtlich ist „chronisch", wie wir oben sahen, im Begriff „chronisch-rezidivierend" zur Bezeichnung der häufigen Wiederholung, nicht als Charakterisierung eines Krankheitsbildes gebraucht. Nicht erforderlich ist es, daß der bei den Rezidiven schädigende Stoff der gleiche war wie bei den vorangehenden Ekzemerkrankungen, notwendig ist allerdings, daß er in der Liste angeführt ist (bei den anderen „Giften" der Liste fallen ja diese Überlegungen weg). Aber auch „chronisch-rezidivierende" Ekzeme, deren ständiges Wiederaufflammen die Folge anderer, nicht in der Liste angeführter Substanzen ist, können entschädigungsberechtigt werden, wenn der erste Ekzemausbruch auf die Einwirkung einer in der Liste aufgeführten Substanz zurückzuführen ist und eine den Rezidiven zugrunde liegende polyvalente Überempfindlichkeit als Folge des ersten Ekzems anzusehen ist. Einen solchen Zusammenhang wird man in vielen Fällen als durchaus gegeben anerkennen, wenn der Erkrankte längere Zeit vor dem Beginn seines Leidens ungestört arbeiten konnte. Diese Rezidive entsprechen dann in der versicherungsrechtlichen Bewertung gewissermaßen den entschädigungsberechtigten Nachkrankheiten, die sich an einen Unfall anschließen können.

Nach den oben gemachten Ausführungen über die Bedeutung des „chronischen" bei den chronisch-rezidivierenden Ekzemen und den theoretischen Vorstellungen müssen schließlich als chronisch-rezidivierende Ekzeme auch diejenigen angesehen werden, deren Rezidive unter dem Bilde eines akuten Ekzems („akut-rezidivierendes Ekzem") verlaufen.

Wir sehen, daß dieser ganze Fragenkomplex sehr kompliziert ist und dringend einer Klärung durch oberinstanzliche Gutachten bedarf.

5. Der Versicherungsfall.

Die weiteren Voraussetzungen für eine Anerkennung eines Gewerbeekzems als entschädigungsberechtigte Berufskrankheit im Sinne der Verordnung sind folgende: Die auslösende Ursache muß im Betrieb selbst liegen, „im Banne des Betriebes" oder „im Interesse des Betriebes".

In vielen Fällen ist der ursächliche Zusammenhang einer als auslösende Noxe festgestellten Substanz mit dem Betrieb bzw. mit der Arbeit im Betriebe ohne weiteres zu erkennen, z. B. wenn der Erkrankte diese Substanz herstellen, transportieren oder mit ihr hantieren muß oder auch mit ihr während andersartiger beruflicher Tätigkeit im Betrieb zufällig in Berührung kommt.

Nach § 545a und b der RVO. gelten auch die Verwahrung, Beförderung, Instandhaltung und Erneuerung des von dem Versicherten gestellten Arbeitsgeräts (das private Fahrrad, mit welchem der Versicherte zur und von der Arbeitsstätte fährt, gehört nicht dazu!) als Tätigkeiten, die dem Versicherungsgesetz unterliegen. Desgleichen sind Unfälle, die sich auf dem Weg von und zur Arbeitsstätte ereignen, den Betriebsunfällen gleichgestellt. Die Frage, inwieweit auf dem Wege von und nach der Arbeitsstätte Ekzeme erworben werden können, ist schwer zu beantworten, und es ist mir unbekannt, ob derartige Fälle vorgekommen sind. Aber daß dies gelegentlich möglich ist, kann man durchaus nicht von der Hand weisen. Es gibt z. B. gewisse Ursolüberempfindliche, bei denen schon der Aufenthalt in der Nähe ursolverarbeitender Betriebe genügt, um zu Manifestationen der Überempfindlichkeit Veranlassung zu geben (v. Criegern). Ist also ein ursolüberempfindlicher Arbeiter genötigt, auf dem Wege zur und von der Arbeitsstätte ständig an einem derartigen ursolverarbeitenden Betriebe vorbeizugehen, dann kann unter Umständen der Versicherungsfall eintreten. Man muß diese äußerst starken Idiosynkrasien kennen, um an derartige Möglichkeiten zu denken. So wird, um nur ein Beispiel zu nennen, in der Literatur über einen Fall berichtet, in welchem ein akutes Ekzem folgendermaßen zustande kam: Ein Chemiker, der mit Phenylhydrazin gearbeitet hatte, ging nach Arbeitsschluß zu einem Freund, der über eine Meile entfernt wohnte; dieser bekam ein Ekzem, weil er gegen Phenylhydrazin derart überempfindlich war, daß schon die Spuren von Substanz, welche an den Kleidern des Chemikers haften geblieben waren, genügten, um die schwersten Überempfindlichkeitserscheinungen auszulösen. Ähnliche Vorkommnisse sind auch bei Überempfindlichkeiten gegen andere Substanzen wie Quecksilber, Phenylhydroxylamin, Alkaloide bekannt.

Als Weg von und zur Arbeitsstätte gilt aber nur ein solcher, aus dem die Absicht des Versicherungsnehmers zu erkennen ist, von dem Betrieb zur Wohnung und umgekehrt zu gelangen. Unfälle auf Umwegen werden nur dann anerkannt, wenn der Umweg „im Interesse des Betriebes" gemacht wurde (Briefe auf die Post tragen beim Nachhauseweg usw.).

Ekzeme bei der Verwahrung, Reinigung und Instandhaltung des Arbeitsgerätes können vorkommen beim Waschen der gelieferten Arbeitskleidung, beim Putzen des Feuerwehrhelms (Putzmittel, Sidol usw.), bei der Pflege eines als „Arbeitsgerät" geltenden eigenen Pferdes (in diesem Fall muß aber klar die Stellung des Pferdehalters als Arbeitnehmer [nicht Unternehmer] erkennbar sein).

„Im Banne des Betriebes" befindet sich der Versicherungsnehmer dann, wenn er sich während seiner Arbeitszeit dienstlich in der Gefahrenzone seines Betriebes aufhält. Das trifft auch dann zu, wenn er während der Arbeit durch Einwirkungen aus einem Nachbarbetrieb erkrankt. Beispiel: Ein Hofarbeiter erkrankt an Ekzem, weil er während seiner Arbeit für ihn schädlichen Abgasen oder Abwässern eines Nachbarbetriebes ausgesetzt ist.

Während in einem großen Teil der Fälle der Zusammenhang zwischen der Berufsarbeit und dem entstandenen Ekzem ziemlich klar zu erkennen ist, kann unter Umständen die Beurteilung doch Schwierigkeiten machen. Krohn hat in den zu Beginn dieses Abschnittes zitierten Erläuterungen einige solcher Fälle zusammengestellt, die ich im folgenden, auf die besonderen Verhältnisse der Gewerbeekzeme angewandt, wiedergebe.

1. „Eine Erkrankung kann auf dem Zusammentreffen gleichartiger schädigender Einwirkungen beruhen, die teils außerhalb des Betriebes, teils durch den Betrieb geboten sind." So kann beispielsweise ein Versicherter sowohl innerhalb des Betriebes mit Benzol oder Schmieröl als auch außerhalb desselben, z. B. bei der Bedienung seines Motorrades, bei „außerdienstlicher" Beschäftigung, in Berührung kommen. Bevor er auch dienstlich, d. h. bei seiner beruflichen Tätigkeit, mit diesen Substanzen zu arbeiten hatte, hatte sich bei ihm nie ein Ekzem eingestellt. Dieses entwickelte sich erst nach Beginn des beruflichen Kontaktes mit Benzol bzw. Schmieröl, und durch Reizproben läßt es sich

auf eine Überempfindlichkeit gegen Benzol oder Schmieröl zurückführen. Eine Berufskrankheit im Sinne der Verordnung liegt in solchen Fällen aber nur dann vor, wenn die Schädigung im Betrieb wesentlich mitgewirkt hat. Gelegentlich kann ein Urteil darüber nur recht schwer oder gar nicht gewonnen werden.

2. Eine Erkrankung ist zwar auf eine Beschäftigung im Betrieb zurückzuführen, sie ist aber nur deshalb ausgebrochen, weil andere, konstitutionelle Bedingungen hinzugekommen sind. Gerade das ist bei den Ekzemen ja häufig der Fall, und zwar nicht nur bei denjenigen, bei welchen die Idiosynkrasie erst im Betrieb durch die Beschäftigung mit einer bestimmten Substanz geweckt worden ist, sondern vor allen bei denjenigen, bei welchen die spezifische Idiosynkrasie bereits zu der Zeit bestand, als die Arbeit aufgenommen wurde. Hierzu sagen die Erläuterungen: „Als wesentlich mitwirkend ist die Beschäftigung im Betrieb in solchen Fällen selbstverständlich darum anzusprechen, weil ohne sie die Erkrankung überhaupt nicht ausgebrochen wäre."

Stets ist eine schon vor dem Beruf bestehende Überempfindlichkeit der im Beruf erworbenen gleichzustellen. In den oben angeführten offiziösen Erläuterungen zu der Verordnung ist besonders betont, daß die individuelle Überempfindlichkeit in keinem Falle dem Versicherten einen Nachteil bringen darf.

Falls beim Eintritt in den Beruf ein Ekzem bereits bestanden hat, das durch die Berufsarbeit verschlimmert wurde, ist der ursächliche Zusammenhang mit der Berufsarbeit zu bejahen, „wenn nach menschlicher Voraussicht die Krankheit ohne die beruflich bedingte Einwirkung der verschlimmernden Noxe erheblich günstiger verlaufen wäre". Das ist ein sehr heikler Punkt, der gerade bei den Ekzemen zu dunklen Machenschaften Veranlassung geben könnte und der dringend einer bestimmteren Formulierung bedarf!

6. Unter welchen Umständen kann bei Ekzemen, welche nicht durch eine in der Liste angeführte Substanz oder Tätigkeit entstanden sind, der Versicherungsfall eintreten?

Gewerbeekzeme können unter Umständen auch als Unfälle aufgefaßt werden, wenn sich die objektiven Erscheinungen innerhalb einer Arbeitsschicht einstellen. Beispiel: Nach der Abheilung eines Ekzems besteht die Überempfindlichkeit weiter, und der Versicherungsnehmer kommt erneut mit der für ihn schädlichen Substanz in Berührung. Dann kann das Ekzem manchmal schon innerhalb weniger Stunden klinisch manifest werden.

7. Die Übergangsrente.

Eine Neuerung auf dem Gebiete der Unfallversicherung stellt die Übergangsrente dar, die auf Antrag gewährt werden kann, und die sicherlich auch für die gewerblichen Ekzemerkrankungen eine Bedeutung hat. Sie ist keine Pflichtleistung des Versicherungsträgers, wie die übrigen Leistungen, vielmehr ist ihre Gewährung seinem freien Ermessen anheimgestellt. Gedacht ist sie als vorbeugende Maßnahme und kann gewährt werden, wenn zu befürchten ist, „daß eine Berufskrankheit entstehen oder sich verschlimmern wird, wenn der Versicherte weiter in einem Betriebe beschäftigt wird, welcher der Versicherung gegen die Krankheit unterliegt“. Da es in diesem § 5 der Verordnung ausdrücklich heißt: „wenn der Versicherte weiterarbeitet“, ist die Vorbedingung zur Gewährung der Rente, daß der Versicherte bereits seit einer gewissen Zeit in dem betreffenden Berufe beschäftigt ist bzw. war; sie kommt nicht in Frage, wenn sich die Nichteignung schon bei der Arbeitsübernahme erweist. Wenn also durch funktionelle Prüfung der Haut mit Reizproben bei einer Einstellungsuntersuchung eine Idiosynkrasie gegen einen der Stoffe, mit denen der Versicherte hantieren muß (die Substanzen müssen auch für die Gewährung dieser Übergangsrente in der Anlage geführt sein!) festgestellt wurde, dann liegen die gesetzlichen Voraussetzungen für die Gewährung einer Übergangsrente nicht vor. Die Erteilung der Rente erfolgt auf Anregung des untersuchenden oder behandelnden Arztes, oder auch des Unternehmers.

Hiermit hätte ich die wichtigsten Fragen besprochen, welche sich aus der Verordnung vom 11. Februar 1929 für das Gebiet der gewerblichen Ekzeme ergeben. Sie haben Geltung, solange das Gesetz in seinem heutigen Wortlaut besteht und ich habe sie auch deshalb ausführlicher gebracht, weil es notwendig erscheint, alle die Umstände auszunützen, die eine möglichst ausgedehnte Erfassung der Gewerbeekzeme gestatten. In einer kurzen Zusammenstellung, wie der vorliegenden, wird man natürlich bei weitem nicht alle Eventualitäten finden, welche sich in der Praxis einstellen können.

Schlußbemerkungen.

Nur in großen Zügen konnten hier die theoretischen und praktischen Fragen erörtert werden, die sich aus den bisherigen Erfahrungen über die Pathogenese, ätiologische Diagnose und versicherungsrechtliche Stellung des Gewerbeekzems ergeben haben. Aber ich hoffe, daß sie doch dem einen oder anderen Leser Anleitung und Anregung gegeben haben, der bisher noch diesen Problemen ferner stand. Eine intensive Durchforschung dieses weiten Gebietes wird wesentlich erleichtert, wenn möglichst viele Einzeltatsachen gesammelt werden, auch wenn sie auf den ersten Blick weniger bedeutsam und eine Veröffentlichung nicht zu lohnen scheinen. Ich würde es daher dankbarst begrüßen, wenn ich gelegentlich Mitteilungen über einschlägige Beobachtungen erhalten könnte.

Anlage 1.

Zweite Verordnung über Ausdehnung der Unfallversicherung auf Berufskrankheiten.

Vom 11. Februar 1929. (Reichsgesetzbl. I S. 27.)

Auf Grund der §§ 547, 922, 1057a der Reichsversicherungsordnung in der Fassung des Dritten Gesetzes über Änderungen in der Unfallversicherung vom 20. Dezember 1928[1] (Reichsgesetzbl. I S. 405) wird nach Zustimmung des Reichsrats hiermit verordnet:

§ 1.

Berufskrankheiten im Sinne der Unfallversicherung sind die Krankheiten in Spalte II der Anlage, wenn sie durch berufliche Beschäftigung in einem in Spalte III der Anlage neben der Krankheit bezeichneten Betriebe verursacht sind.

§ 2.

Was die Verordnung für Betriebe vorschreibt, gilt entsprechend für Tätigkeiten, die unter die Unfallversicherung fallen.

§ 3.

Bei Anwendung der Vorschriften über die Unfallversicherung auf Berufskrankheiten steht der Körperverletzung durch Unfall die Erkrankung an einer Berufskrankheit und der Tötung durch Unfall der Tod infolge einer Berufskrankheit gleich.

Als Zeitpunkt des Unfalls gilt der Beginn der Krankheit im Sinne der Krankenversicherung oder, wenn dies für den Versicherten günstiger ist, der Beginn der Erwerbsunfähigkeit im Sinne der Unfallversicherung. Für die Anwendung der §§ 1546, 1547 der Reichsversicherungsordnung gilt als Zeitpunkt des Unfalls das Ende der Beschäftigung des Versicherten in dem der Versicherung unterliegenden Betriebe.

§ 4.

Bei seemännischen Berufskrankheiten (Nr 21 der Anlage) wird Entschädigung auch dann gewährt, wenn der Versicherte sich die Krankheit zugezogen hat, während er in eigener Sache an Land beurlaubt war. Das gilt nicht, wenn der Versicherte die Krankheit selbst verschuldet hat.

§ 5.

Ist zu befürchten, daß eine Berufskrankheit entstehen, wieder entstehen oder sich verschlimmern wird, wenn der Versicherte weiter in einem Betriebe beschäftigt wird, welcher der Versicherung gegen die Krankheit unterliegt, so kann ihm der Versicherungsträger eine Übergangsrente bis zur Hälfte der Vollrente solange gewähren, als er die Tätigkeit in solchem Betrieb unterläßt.

Die Rente wegen Erwerbsunfähigkeit ist neben der Übergangsrente zu gewähren.

§ 6.

Die Vorschriften über die Unfallanzeige und die Unfalluntersuchung in der gewerblichen und landwirtschaftlichen Unfallversicherung (§§ 1552—1567 der Reichsversicherungsordnung) gelten bei Berufskrankheiten mit folgenden Abweichungen:

An die Stelle der Ortspolizeibehörde tritt das Versicherungsamt des Betriebssitzes.

---

[1] Reichsarbeitsbl. 1928 S. IV 396.

Das Versicherungsamt läßt jeden Erkranten durch einen geeigneten Arzt auf Kosten des Versicherungsträgers untersuchen. Es befindet darüber, wieweit im übrigen eine Untersuchung stattfindet; es kann sie selbst vornehmen oder die Ortspolizeibehörde um die Vornahme ersuchen.

Für die See-Unfallversicherung kann das Reichsversicherungsamt das Verfahren bei der Unfallanzeige und der Unfalluntersuchung abweichend von den Vorschriften der §§ 1745—1766 der Reichsversicherungsordnung regeln.

§ 7.

Ein Arzt, der bei einem Versicherten eine Berufskrankheit oder Krankheitserscheinungen feststellt, die den begründeten Verdacht einer Berufskrankheit rechtfertigen, hat die Feststellung dem Versicherungsamt unverzüglich anzuzeigen. Das Reichsversicherungsamt stellt das Muster für die Anzeige fest.

Das Versicherungsamt kann gegen den Arzt nach Anhörung der zuständigen Ärztekammer eine Ordnungsstrafe in Geld festsetzen, wenn er die Anzeige nicht oder nicht rechtzeitig erstattet. Auf Beschwerde gegen die Festsetzung der Strafe entscheidet das Oberversicherungsamt endgültig.

Der Arzt hat gegen den Versicherungsträger Anspruch auf eine Gebühr für die Anzeige. Für die Höhe der Gebühr gilt § 80 Abs. 2 der Reichsgewerbeordnung.

Das Versicherungsamt übersendet binnen 24 Stunden dem Versicherungsträger eine Abschrift der Anzeige und nimmt die Untersuchung nach § 6 vor.

§ 8.

Das Versicherungsamt übersendet eine Abschrift der Anzeige über die Erkrankung (§§ 6, 7) oder einen Auszug daraus dem beamteten Arzte und dem Gewerbeaufsichtsbeamten nach näherer Bestimmung der obersten Verwaltungsbehörde.

§ 9.

Der Rekurs ist immer zulässig, wenn streitig ist, ob ein Krankheitszustand ganz oder teilweise Berufskrankheit im Sinne dieser Verordnung ist, oder wenn der Anspruch sonst dem Grunde nach streitig ist.

§ 10.

Das Reichsversicherungsamt kann Bestimmungen zur Durchführung der Verordnung erlassen.

§ 11.

Die Verordnung tritt mit Wirkung vom 1. Januar 1929 in Kraft. Mit dem gleichen Zeitpunkt tritt die Verordnung über Ausdehnung der Unfallversicherung auf gewerbliche Berufskrankheiten vom 12. Mai 1925[1] (Reichsgesetzbl. I S. 69) außer Kraft.

§ 12.

Für eine Berufskrankeit, die beim Inkrafttreten dieser Verordnung bestand oder nachher entstand und die nicht ohnehin nach den vorangehenden Vorschriften oder auf Grund der Verordnung über Ausdehnung der Unfallversicherung auf gewerbliche Berufskrankheiten vom 12. Mai 1925 (Reichsgesetzbl. I S. 69) zu entschädigen ist, wird die Entschädigung nach dieser Verordnung gewährt, wenn die Krankheit wesentlich durch berufliche Beschäftigung nach dem 31. Dezember 1919 in einem Betriebe verursacht ist, der in Spalte III der Anlage neben der Krankheit bezeichnet ist.

Der Anspruch ist bei Vermeidung des Ausschlusses spätestens ein Jahr nach dem Inkrafttreten der Verordnung bei dem Versicherungsträger anzumelden, dem der Betrieb, dem die schädigende Einwirkung zugeschrieben wird, angehört. Die Frist wird auch gewahrt, wenn der Anspruch rechtzeitig bei einem anderen Träger der Unfallversicherung, bei einem Versicherungsamt oder bei dem Reichsversicherungsamt angemeldet wird. Der § 1547 der Reichsversicherungsordnung gilt entsprechend mit der Maßgabe, daß die Frist zur nachträglichen Anmeldung

[1] Reichsarbeitsbl. 1925 S. 262.

ein Jahr beträgt. Die Entschädigung wird frühestens vom Inkrafttreten dieser Verordnung an gewährt.

§ 13.

Über den Anspruch nach dem § 12 hat der Versicherungsträger durch förmliche Feststellung zu entscheiden. Lehnt er ihn ab, so kann binnen einem Monat nach Zustellung des Bescheids der Senat für Berufskrankheiten bei dem Reichsversicherungsamt angerufen werden. Der § 128 Abs. 2 und die §§ 129, 131—134 der Reichsversicherungsordnung gelten.

Dieser Senat besteht aus einem Vorsitzenden und aus je zwei Vertretern der Arbeitgeber und der Arbeitnehmer, einem Arzte und einem ständigen Mitglied des Reichsversicherungsamts als Mitgliedern. Den Vorsitzenden und das ständige Mitglied des Reichsversicherungsamts bestellt der Reichsarbeitsminister; der Arzt und die Vertreter der Arbeitgeber und der Arbeitnehmer werden von Fall zu Fall von dem Präsidenten des Reichsversicherungsamts bestellt, und zwar die Vertreter der Arbeitgeber und der Arbeitnehmer auf Grund von Vorschlagslisten, die der Vorläufige Reichswirtschaftsrat aufstellt. Die Vertreter der Arbeitgeber und der Arbeitnehmer sollen nach Möglichkeit dem Beruf angehören, in dem die zur Verhandlung stehende Berufskrankheit vorkommt. Im übrigen finden auf den Arzt und die Vertreter der Arbeitgeber und Arbeitnehmer die Vorschriften der Reichsversicherungsordnung über die nichtständigen Mitglieder des Reichsversicherungsamts, für die Vertreter der Arbeitgeber und Arbeitnehmer außerdem die Vorschriften der Reichsversicherungsordnung über die Vertreter der Arbeitgeber und Versicherten, die nichtständige Mitglieder des Reichsversicherungsamts sind, entsprechende Anwendung.

Für die Verhandlung und Entscheidung des Senats gelten die Vorschriften über den Rekurs in der Unfallversicherung. Der Senat kann sich darauf beschränken, über den Anspruch dem Grunde nach zu entscheiden. Diese Entscheidung ist für die Beteiligten und die Versicherungsbehörden bindend. Die weitere Feststellung der Entschädigung richtet sich nach den Vorschriften der Reichsversicherungsordnung.

Berlin, den 11. Februar 1929. Der Reichsarbeitsminister
Wissell.

Anlage zur vorstehenden Verordnung.

Lfd Nr	Berufskrankheit	Betriebe und Tätigkeiten
I	II	III
1	Erkrankungen durch Blei oder seine Verbindungen	Zu 1 bis 14: Betriebe und Tätigkeiten, die der Unfallversicherung unterliegen.
2	Erkrankungen durch Phosphor . .	
3	Erkrankungen durch Quecksilber oder seine Verbindungen	
4	Erkrankungen durch Arsen oder seine Verbindungen	
5	Erkrankungen durch Verbindungen des Mangans	
6	Erkrankungen durch Benzol oder seine Homologen . . . . Erkrankungen durch Nitro- und Amidoverbindungen der aromatischen Reihe	
7	Erkrankungen durch Schwefelkohlenstoff	
8	Erkrankungen durch Schwefelwasserstoff	

Lfd Nr.	Berufskrankheit	Betriebe und Tätigkeiten
I	II	III
9	Erkrankungen durch Kohlenoxyd . .	Zu 1 bis 14: Betriebe und Tätigkeiten, die der Unfallversicherung unterliegen.
10	Erkrankungen durch Röntgenstrahlen und andere strahlende Energie . .	
11	Chronische und chronisch-rezidivierende Hauterkrankungen durch Galvanisierungsarbeiten	
12	Chronische und chronisch-rezidivierende Hauterkrankungen durch exotische Holzarten	
13	Chronische und chronisch-rezidivierende Hauterkrankungen durch Ruß, Paraffin, Teer, Anthrazen, Pech und verwandte Stoffe	
14	Erkrankungen der Muskeln, Knochen und Gelenke durch Arbeiten mit Preßluftwerkzeugen	
15	Erkrankungen der tieferen Luftwege und der Lunge durch Thomasschlackenmehl	Thomasschlackenmühlen, Düngemittelmischereien und Betriebe, die Thomasschlackenmehl befördern
16	Schwere Staublungenerkrankungen (Silikose) . . . . Trifft eine schwere Staublungenerkrankung mit Lungentuberkulose zusammen, so gilt für die Entschädigung die Tuberkulose als Staublungenerkrankung.	a) Betriebe der Sandsteingewinnung, -bearbeitung und -verarbeitung, b) Metallschleifereien, c) Porzellanbetriebe, d) Betriebe des Bergbaues.
17	Schneeberger Lungenkrankheit . . .	Betriebe des Erzbergbaues im Gebiete von Schneeberg (Freistaat Sachsen).
18	Durch Lärm verursachte Taubheit oder an Taubheit grenzende Schwerhörigkeit	Betriebe der Metallbearbeitung und -verarbeitung.
19	Grauer Star	Glas- und Eisenhütten, Metallschmelzereien.
20	Wurmkrankheit der Bergleute . . .	Betriebe des Bergbaues.
21	Tropenkrankheiten, Fleckfieber, Skorbut	Betriebe der Seeschiffahrt.
22	Infektionskrankheiten	Krankenhäuser, Heil- und Pflegeanstalten, Entbindungsheime und sonstige Anstalten, die Personen zur Kur und Pflege aufnehmen, ferner Einrichtungen und Tätigkeiten in der öffentlichen und freien Wohlfahrtspflege und im Gesundheitsdienste sowie Laboratorien für naturwissenschaftliche und medizinische Untersuchungen u. Versuche.

Anlage 2.

Liste von Substanzen und Konzentrationen, welche als Reizproben 24 Stunden auf die unverletzte Haut aufgelegt bei Normalen keine Reaktion hervorrufen.

Entsteht nach diesen Substanzen oder Konzentrationen nach 24stündiger Einwirkung auf die Haut gleich oder auch erst nach einiger Zeit eine Reizung, so ist die Haut gegen sie überempfindlich (G = Grenzkonzentration).

Unlösliche, feste Gegenstände:

Kleiderstoffe, Federn Pelzhaare, Tierhaare, Staub, Pflanzenbestandteile usf.	Kleine Stückchen, 1,5 mal 1,5 cm groß oder entsprechende Mengen, am besten etwas angefeuchtet
Schreibmaschinenband, Lederstückchen usf.	ebenso

Künstliche Düngemittel:

Leunasalpeter	10% ige wäßrige Lösung
Kainit	ebenso
Ammonsulfat	ebenso
Harnstoff	ebenso
Kalksalpeter	ebenso
Superphosphat	in Sustanz, trocken und feucht
Kalkstickstoff	oft Nekrose auch beim Normalen; stets Kontrolle; in Substanz
Thomasmehl	ebenso

Waschmittel:

Persil	10% ige wäßrige Lösung
Bleichsoda	ebenso
Sidol	ebenso
Eau de Javelle (Liq. natrii hypochlorici)	ebenso
Chlorkalk	10% ige Aufschwemmung in Wasser; hier stets Kontrollen!

Öle, Lacke, Lösungsmittel usw.

Benzin, gewöhnliches	60% in Olivenöl (G = 75%)
Benzol, „	60% in „ (G = 75%)
Toluol	50% in Olivenöl
Xylol	50% in Olivenöl
Schwefelkohlenstoff	$^1/_2$% in Olivenöl
Trichloräthylen (Tri)	50% in Olivenöl

Bohröle	50% in Olivenöl
(Bohrwasser)	10%ig wäßrige Lösung)
Mineralöle	reizen ganz verschieden stark, je nach ihrem Gehalt an hochsiedenden Bestandteilen, daher stets 60% in Olivenöl
Petroleum	20% in Olivenöl
Sangajol	30% in Olivenöl
Armeeöl	rein
Gewehrfette	rein
Staufferfett	rein
Gargoyle-Autoöl	60% in Olivenöl
Karbolineum	50% in Olivenöl
Teer, Asphalt, Pech	rein, direkt auf die Haut aufpinseln, ohne Pflaster
Terpentinöl	50% in Olivenöl (G = 70%)
Ester (Amylazetat, Butylazetat usf.)	rein
Steiflacke (Hutsteifen)	rein; Kontrollen!
Azeton	rein
Alkohole (Methyl-, Äthyl-, Butyl- usf.)	rein
Brennspiritus	rein
Pyridin	30% in Olivenöl

Säuren, Laugen:

Salzsäure	1,0% (G = 1,8%)
Schwefelsäure	5,0% (G = 19%)
Salpetersäure	2,0% (G = 6%)
Borsäure	rein in Sustanz, trocken und feucht
Schweflige Säure	2,0%
Chromsäure	0,5% (G = 3%)
Flußsäure	0,2% (G = 1%)
Ameisensäure	1%
Essigsäure	3%
Benzoesäure	1% in alkoholischer Lösung
Natronlauge	0,5% (G = 1%)
Kalilauge	0,5% (G = 1,3%)
Soda	10%ige wäßrige Lösung (G = gesättigte Lösung)
Ammoniak	1,0% (G = 3,5%)
Borax	gesättigte Lösung

Hölzer, einheimische und exotische:

Tanne, Fichte, Eiche, Erle usw.	als Mehl oder Späne, angefeuchtet
Teak-, Satin-, Makassar-, Ebenholz usw.	ebenso

Mehlbleichmittel:

Novadelex und Multaglut . . . . . rein, angefeuchtet; stets Kontrollen, da gelegentlich auch bei Normalen geringe Reizung.

Aromatische Öle:

Zitronenöl, Pfefferminzöl, Bergamotteöl usw. . . . . alle als 1,0%ige alkoholische Lösungen

Alkaloide und ähnliche Substanzen:

Kodein, Morphin, Atropin, Homatropin, Skopolamin, Kokain, Chinin, Koffein . . . . als Salze in 1,0%iger wäßriger Lösung

Novocain und die übrigen Lokalanästhetika . . . . ebenso

Arzneimittel verschiedener Zusammensetzung:

Schlafmittel . . . . rein, angefeuchtet

Analgetika . . . . ebenso

Salbenbestandteile wie Ichthyol, Tumenol Liq. carbon. deterg. . . 5% in Vaseline

Resorzin . . . . 1,0%ige wäßrige Lösung

Streupulver wie Jodoform, Dermatol, Aristol, Bism. subnitr.. . rein, angefeuchtet

Jodtinktur . . . . auf die Haut aufstreichen ohne Pflaster

Seifen:

Natronseifen (harte) . . . . kleine, angefeuchtete Schabsel,

Schmierseife (Kaliseife). . . . . . rein, bei beiden Sorten stets Kontrollen bei Normalen!

Schuhcreme und Schuhfarben:

Eg-gü, Erdal, Urbin . . . . 60% in Vaseline angerieben

Schuhfarben . . . . 50% in Olivenöl

Lederfarben . . . . ebenso

Farben und Farbstoffmuttersubstanzen:

Fertige Ölfarben in Tuben . . . . rein, doch Kontrollen, falls positive Reaktion.

Anstrichölfarben . . . . 50% mit Olivenöl verdünnt

Lackfarben. . . . . 50% mit Lanolin angerieben

Wasserfarben . . . . rein, angefeuchtet

Erdfarben, streichfertig. . . . . . rein

Druckerfarben	60% in Olivenöl
Anilinfarben	2% in Olivenöl oder Vaseline; die meisten können auch 10%ig angewendet werden
Anilin, Methylanilin, Dimethylanilin	10% in Olivenöl
Nitrobenzol	ebenso
Diazoniumsalze	1,0% in Vaseline
aromatische Amine: Ursole, Amidophenole und Homologe	2% in Vaseline
Photographische Entwickler	5%ige wäßrige Lösungen

Reagenzien:

Methylorange	2%ige alkoholische Lösung
Phenolphtalein	ebenso
Esbachs Reagenz	10%ige wäßrige Lösung
Nylanders Reagenz	ebenso
Sulfosalizylsäure	ebenso

Desinfektionsmittel:

Sublimat	0,1% wäßrige Lösung (G = 0,25%)
Hydrarg. oxycyanat	ebenso (G = 0,5%)
Formalinlösung (40%)	10,0%ige wäßrige Lösung
Lysoform	1,0%
Karbolwasser	2,0%
Liquor Cresoli	0,5%
Sagrotan	1,0%
Naphthalin	rein in Substanz

Mundwasser, Zahnpasten, Schminken, Puder, Parfüm:

Mundwasser	rein, unverdünnt
Zahnpasten und Zahnpulver	ebenso
Schminken	ebenso
Puder	rein, angefeuchtet
Parfüm	rein unverdünnt

Verschiedene Salze (anorganische):

Silbernitrat	3%ige wäßrige Lösung (G = 11%)
Kupfersulfat	10%ige wäßrige Lösung (G = ges.)
Nickelsulfat	ebenso (G = ges.)
Eisensulfat (Ferro)	ebenso (G = ges.)
Liquor ferri sesquichlor.	rein
Rotes Blutlaugensalz	10%ige wäßrige Lösung (G = ges.)
Gelbes Blutlaugensalz	ebenso (G = ges.)
Kaliumbichromat	0,5%ige Lösung (G = 3%)
Kaliumchromat	0,5%ige wäßrige Lösung
Kaliumpermanganat	1,0%ige wäßrige Lösung
Kalziumnitrat	10%ige wäßrige Lösung

Ammoniumchlorid . . . . 3,0 % ige wäßrige Lösung (G = ges.)

Ammoniumnitrat . . . . 10 % ige wäßrige Lösung (G = ges.)
Ammoniumfluorid . . . . 0,5 % ige wäßrige Lösung (G = 2 %)

Natriumfluorid . . . . ebenso
Natriumsulfit . . . . 2 % ige wäßrige Lösung (G = 10 %)
Kochsalz . . . . 10 % ige wäßrige Lösung (G = ges.)
Kaliumchlorid . . . . ebenso

Buchdruckerei Otto Regel G.m.b.H., Leipzig.

Schriften aus dem Gesamtgebiet der Gewerbehygiene

Herausgegeben von der Deutschen Gesellschaft für Gewerbehygiene in Frankfurt a. M., Platz der Republik 49

Neue Folge

Heft 6: **Die Meldepflicht der Berufskrankheiten.** Eine Umfrage, bearbeitet von Dr. **E. Francke,** Frankfurt a. M., und Sanitätsrat Dr. **Bachfeld,** Offenbach. 52 Seiten. 1921. RM 1.60

Heft 7, I. Teil: **Bleivergiftung und Bleiaufnahme.** Ihre Symptomatologie, Pathologie und Verhütung mit besonderer Berücksichtigung ihrer gewerblichen Entstehung und Darstellung der wichtigsten gefahrbringenden Verrichtungen. Von **Thomas M. Legge** und **Kenneth W. Goadby.** Übersetzt von Dr. **Hans Katz** †. Herausgegeben und mit Anmerkungen versehen von Dr. **Ludwig Teleky.** Mit 6 Textabbildungen und 2 Tafeln. Nebst einem Anhang: Die deutschen und deutschösterreichischen Verordnungen zur Verhütung gewerblicher Bleivergiftung. Zusammengestellt im Institut für Gewerbehygiene von Else Blänsdorf, Bibliothekarin. VIII, 372 Seiten. 1921. RM 13.—

II. Teil: **Bleiliteratur.** Veröffentlichungen über Bleivergiftung, Spezialarbeiten und Merkblätter, Textangabe der Bleiverordnungen für das Deutsche Reich, Deutschösterreich und außerdeutsche Staaten. Zusammengestellt im Institut für Gewerbehygiene von Else Blänsdorf, Bibliothekarin. IV, 108 Seiten. 1922. RM 3.60

Heft 8 bis 10: **Internationale Übersicht über Gewerbekrankheiten** nach den Berichten der Gewerbeinspektionen der Kulturländer. Mit Unterstützung von Dr. **Ludwig Teleky** bearbeitet von Professor Dr. **Ernst Brezina,** Wien.
Übersicht über das Jahr 1913. VIII, 143 Seiten. 1921. RM 4.80
Übersicht über die Jahre 1914—1918. XII, 270 Seiten. 1921. RM 10.—
Übersicht über das Jahr 1919. VII, 118 Seiten. 1922. RM 4.20

Heft 11: **Die deutsche Bleifarbenindustrie vom Standpunkt der Hygiene.** Nach eigenen Untersuchungen 1921—1922. Von Geh. Hofrat Professor Dr. **K. B. Lehmann,** Direktor des Hyg. Inst. Würzburg. VI, 95 Seiten. 1925. RM 3.90

Heft 12: **Theophrastus von Hohenheim, genannt Paracelsus: Von der Bergsucht und anderen Bergkrankheiten.** Bearbeitet von Professor Dr. **Franz Koelsch,** Ministerialrat, München. Mit 1 Bildnis. VI, 70 Seiten. 1925. RM 4.80

Heft 13: **Über die Gesundheitsgefährdung bei der Verarbeitung von metallischem Blei** mit besonderer Berücksichtigung der Bleilöterei. Von Dr. med. **Hans Engel,** Berlin. IV, 40 Seiten. 1925. RM 2.70

Heft 14: **Was muß der Arzt von der neuen Verordnung über die Einbeziehung der Berufskrankheiten in die Unfallversicherung wissen und welche Pflichten ergeben sich für ihn daraus?** Versicherungsrechtliche und ärztliche Hinweise. Unter Mitarbeit von Professor Dr. Hayo Bruns, Gelsenkirchen, Geh. Sanitätsrat Dr. Cramer, Cottbus, Dr. Martius, Berlin, Ministerialrat Professor Dr. Thiele, Dresden herausgegeben von den **Fabrikärzten der chem. Industrie.** Mit 6 Abbildungen im Text und 1 Spektraltafel. IV, 72 Seiten. 1925. RM 4.50

Heft 15: **Die deutsche Fabrikpflegerin.** Von Dr. **Ludwig Schmidt-Kehl,** Assistent am Hygienischen Institut der Universität Würzburg. 31 Seiten. 1926. RM 1.80

Heft 16: **Gewerbestaub und Lungentuberkulose (Stahl-, Porzellan-, Kohle-, Kalkstaub und Ruß).** Eine literarische und experimentelle Studie von Professor Dr. med. **K. W. Jötten,** Münster i. W., und Dr. med. **W. Arnoldi,** Münster i. W. Mit 105 Abbildungen. VI, 256 Seiten. 1927. RM 27.—

Heft 17: **Die Staublungenerkrankung (Pneumonokoniose) der Sandsteinarbeiter.** Von Professor Dr. **A. Thiele,** Ministerialrat, Dresden, u. Stadtmedizinalrat Dr. **E. Saupe,** Dresden. Mit 22 Abbildungen. III, 69 Seiten. 1927. RM 6.90

Heft 18: **Die Beseitigung der beim Tauch- u. Spritzlackieren entstehenden Dämpfe.** Im Auftrag des Technischen Ausschusses der Deutschen Gesellschaft für Gewerbehygiene bearbeitet von Oberregierungs- und -gewerberat **Wenzel,** Oberingenieur **Alvensleben,** Techn. Aufsichtsbeamter der Berufsgenossenschaft der Feinmechanik und Elektrotechnik und Gewerberat a. D. Dr. **Witt,** Techn. Aufsichtsbeamter der Berufsgenossenschaft der Chemischen Industrie in Berlin. Zweite, neubearbeitete und ergänzte Auflage. Mit 36 Abbildungen. VI, 47 Seiten. 1930. RM 3.90

Heft 19: **Ergographische Studien über die Funktion der Handstrecker bei Arbeitern verschiedener Bleigefährdung.** Zugleich ein Beitrag zur Frage der Vergleichsmöglichkeit ergographischer Untersuchungen symmetrischer Muskelgruppen. Von Dr. med. **Carl E. Albrecht,** Bremen. Mit 20 Abbildungen. III, 62 Seiten. 1928. RM 6.—

Heft 20: **Gewerbliche Augenschädigungen und ihre Verhütung.** Von Dr. med. **O. Thies,** Augenarzt in Dessau. Mit 35 Abb. IV, 43 Seiten 1928. RM 4.80

(Schriften aus dem Gesamtgebiet der Gewerbehygiene.) Neue Folge

Heft 21: **Das Sandstrahlgebläse** unter besonderer Berücksichtigung der Maßnahmen zur Vermeidung von Schädigungen bei seiner Verwendung. Im Auftrag des Technischen Ausschusses der Deutschen Gesellschaft für Gewerbehygiene, unter Mitwirkung von Reichsbahnrat E. Lehmann, Nied a. Main, Gewerberat W. Vogel, Halberstadt, bearbeitet von Oberregierungsgewerberat a. D. **K. R. Maukisch,** Leipzig, und Oberingenieur **H. Sperk,** Leipzig. Mit 44 Abbildungen. V, 46 Seiten. 1928. RM 5.70

Heft 22: **Die Aschebeseitigung in Großkesselanlagen.** Im Auftrag des Technischen Ausschusses der Deutschen Gesellschaft für Gewerbehygiene unter Mitwirkung von Regierungs- und Gewerberat A. Pasch, Gumbinnen, Gewerberat D. Andresen, Berlin, Oberingenieur M. Schimpf, Essen, nebst Beiträgen von Gewerberat F. Budde, Bitterfeld, und Gewerberat Dr. A. Rosebrock, Köln, bearbeitet von **A. Rühl,** Ministerialrat, und **R. Schulte,** Direktor, Essen. Mit 23 Abbildungen. V, 46 Seiten. 1928. RM 4.80

Heft 23: **Das Tiefdruckverfahren** unter besonderer Berücksichtigung der Maßnahmen zur Vermeidung von Schädigungen bei seiner Verwendung. Im Auftrag des Technischen Ausschusses der Deutschen Gesellschaft für Gewerbehygiene bearbeitet von Dr. **R. Krug,** Halle-Ammendorf, Dipl.-Ing. **Fr. Rothe,** Direktor der Deutschen Buchdrucker-Berufsgenossenschaft, Leipzig, und **J. Wenzel,** Oberregierungs- und -gewerberat, Berlin. Zweite, neubearbeitete und ergänzte Auflage. Mit 21 Abbildungen. VI, 35 Seiten. 1930. RM 3.00

Heft 24: **Internationale Übersicht über Gewerbekrankheiten** nach den Berichten der Gewerbeaufsichtsbehörden der Kulturländer über die Jahre 1920—1926. Bearbeitet von Professor Dr. **Ernst Brezina,** Wien. VI, 205 Seiten. 1929. RM 12.—

Heft 25: **Über die Gesundheitsverhältnisse der Arbeiter in der deutschen keramischen,** insbesondere der Porzellan-Industrie mit besonderer Berücksichtigung der Tuberkulosefrage. Von Professor Dr. **K. B. Lehmann,** Geheimem Rat, Direktor des Hygienischen Instituts, Würzburg. 55 Seiten. 1929. RM 3.60

Heft 26: **Gewerbestaub und Lungentuberkulose.** Zweiter Teil. (Zement-, Tabak- und Tonschiefer-Staub.) Von Professor Dr. med. **K. W. Jötten,** Münster i. Westf., und Dr. **Thea Kortmann,** Münster i. Westf. Mit einem Beitrag: Übt das Staubstreuverfahren in den Kohlenbergwerken einen schädigenden Einfluß auf die Gesundheit der Bergleute aus? Von Dr. G. Schulte, Leiter der Röntgenabteilung des Knappschaftskrankenhauses Recklinghausen. Mit 56 Abbildungen. IV, 125 Seiten. 1929. RM 21.—

Heft 27: **Die soziale Hygiene in der badischen Bürstenindustrie.** Von Dr. **Artur Brandt,** Mühlhausen i. Thür. 59 Seiten. 1930. RM 7.80

Heft 28: **Ärztliche Merkblätter über berufliche Erkrankungen** unter besonderer Berücksichtigung der Verordnung des Reichsarbeitsministers vom 11. Februar 1929 über Ausdehnung der Unfallversicherung auf Berufskrankheiten. Dritte Auflage. Unter Mitarbeit von Professor Dr. Beck, Heidelberg; Gewerbemedizinalrat Dr. Beintker, Münster i. W.; Professor Dr. Best, Dresden; Professor Dr. Böhme, Bochum; Professor Dr. Bruns, Gelsenkirchen; Professor Dr. Chajes, Berlin; Professor Dr. Holtzmann, Karlsruhe; Direktor Dr. Martius, Berlin; Dr. Ruge, Hamburg; Dr. Schultz, Charlottenburg; Professor Dr. Schwarz, Hamburg; Geheimrat Professor Dr. Thiele, Dresden, herausgegeben von den **Fabrikärzten der chemischen Industrie.** Mit 12 Abbildungen im Text und 2 Tafeln. IV, 130 Seiten. 1930. RM 10.50

Heft 29: **Toxikologie und Hygiene des Kraftfahrwesens.** (Auspuffgase und Benzine.) Von Professor Dr. med. **E. Keeser,** Direktor des Pharmakologischen Instituts der Universität Rostock, früherem Regierungsrat, Dr. phil. **V. Froboese,** Regierungsrat, Dr. phil. **R. Turnau,** Regierungsrat (im Reichsgesundheitsamt) und Professor Dr. med. **E. Groß,** Dr. phil. **E. Kuß,** Dr. phil. **G. Ritter,** Professor Dr.-Ing. **W. Wilke** (von der I. G. Farbenindustrie A.-G. Oppau und Ludwigshafen a. Rh.). Mit 23 Textabbildungen und 1 Tafel. VIII, 106 Seiten. 1930. RM 10.50

Heft 31: **Das Augenzittern der Bergleute.** Seine soziale Bedeutung, Ursache, Häufigkeit und die durch das Zittern bedingten Beschwerden. Von Professor Dr. **M. Bartels,** Chefarzt der Städtischen Augenklinik Dortmund und Dr. med. **W. Knepper,** Essen-Bredeney. Mit 19 Abbildungen. VI, 49 Seiten. 1930. RM 6.90

Heft 32: **Die Unfall- und Gesundheitsgefahren der Kältemaschinen.** Im Auftrag des Technischen Ausschusses der Deutschen Gesellschaft für Gewerbehygiene unter Mitwirkung von Gewerberat Blatter-Berlin bearbeitet von **J. Wenzel,** Oberregierungs- und -gewerberat, Berlin. Mit 25 Abbildungen. IV, 74 Seiten. 1930. RM 6.90

Heft 33: **Der Verlauf der Staublungenerkrankung bei den Gesteinshauern des Ruhrkohlengebietes.** Von Prof. Dr. **A. Böhme,** Bochum, und Dr. med. **C. Lucanus,** Wanne-Eickel. Mit 149 Abbildungen. IV, 147 Seiten. 1930. RM 18.—